Prof. Dr. Volker Pudel

Fit ohne Fett

Die neue PfundsKur

FALKEN

Zum Thema „Abnehmen“ ist im FALKEN Verlag bereits erschienen:
Der Pudelplan zum Wunschgewicht (1179)

Die Deutsche Bibliothek – CIP-Einheitsaufnahme

Pudel, Volker:
Fit ohne Fett : die neue Pfundskur / Volker Pudel. –
Niedernhausen/Ts. : FALKEN, 1993
(FALKEN Die Aktuelle)
ISBN 3-8068-1370-1

Zu diesem Buch ist im FALKEN Verlag auch ein Pfundskur-Video erschienen. Spieldauer ca. 40 Minuten, in Farbe (Nr. 6142).

Inhaltsverzeichnis

Über die neue PfundsKur

Herzlich willkommen bei der neuen PfundsKur! In den folgenden zehn Wochen haben Sie die Chance, Kilo für Kilo an Gewicht zu verlieren, Ihre Ernährung besser kennenzulernen und sich nach neuesten wissenschaftlichen Erkenntnissen zu ernähren. Ziel der PfundsKur ist es, den Gewichtsverlust über längere Zeit zu halten, sich bei ausgewogener Ernährung wohler zu fühlen und dabei fit und gesund zu bleiben.

Die „alte" PfundsKur hat allein in Baden-Württemberg über 100.000 Menschen begeistert. Viele haben abgenommen und ihr Wohlfühlgewicht erreicht. Warum gibt es jetzt, drei Jahre später, eine neue PfundsKur?

Die Wissenschaft hat gerade in den letzten Jahren große Fortschritte gemacht. Neue Erkenntnisse wurden gewonnen, die nun in die neue PfundsKur eingearbeitet wurden. Heute wissen wir, wie recht viele Menschen hatten, die immer schon behaupteten, daß die Neigung zum Übergewicht ein Stück weit vererbt sei. Inzwischen ist diese Vermutung bewiesen.

Immer wieder haben Übergewichtige nachhaltig versichert, daß sie nicht besonders viel essen. Kaum jemand glaubte ihnen. Doch dieser Sachverhalt konnte jetzt durch große Untersuchungen bestätigt werden.

Und auch die Theorie, daß man nur die Kalorien zählen müsse um abzunehmen, ist nachhaltig erschüttert worden. Kalorie ist eben doch nicht Kalorien, wie immer behauptet wurde. Der Körper verarbeitet die Kalorien aus Kohlenhydraten ganz anders als die Kalorien aus Fett. Diese Tatsache spielt gerade beim Abnehmen eine ausschlaggebende Rolle.

Alle diese Erkenntnisse bilden die Basis der neuen PfundsKur. Der bewährte Aufbau der „alten" PfundsKur wurde natürlich nicht über Bord geworfen. So fußt die neue PfundsKur auf den erfolgreichen Programmschritten der alten.

Dauerhafte Gewichtsabnahme gelingt nur mit „sanften Methoden", die die Fettpölsterchen ganz langsam zum Einschmelzen bringen. Crash- und Blitzdiäten sind weiterhin out. Sie stellen häufig krasse Formen von Fehl- und Mangelernährung dar. Die angeblichen Schnellerfolge auf der Waage resultieren nur aus Wasserverlusten und Abbau von körpereigenem Eiweiß. Mit konstanter Regelmäßigkeit beweisen solche Crash- und Blitzdiäten immer danach, was sie taugen: nichts! Denn das Gewicht steigt schnell wieder an – manchmal sogar über das Ausgangsgewicht hinaus.

Gleich im ersten Trainingsabschnitt der neuen PfundsKur wollen wir feststellen, wieviel Sie überhaupt sinnvollerweise abnehmen können. Seien Sie bitte nicht ungedudig, und stecken Sie Ihre Ziele nicht zu hoch. Noch immer ist es viel besser, mit einer vollwertigen Ernährung fünf Kilo langfristig abzunehmen, als mit einer Blitzdiät zehn Kilo zu schaffen, die nicht zu halten sind. Viele haben inzwischen dieses Ab und Auf des Gewichts am eigenen Körper erlebt. Ersparen Sie sich daher diesen Mißerfolg. Denken Sie immer daran, daß „weniger" sehr oft „viel mehr" sein kann.

Ich wünsche Ihnen in den nächsten zehn Wochen viel Spaß bei der Lektüre und selbstverständlich viel Erfolg beim modernen Ernährungstraining. Essen Sie ohne schlechtes Gewissen, aber mit gutem Appetit. Die zwei Ziele der PfundsKur lauten: Bekommen Sie ein entspanntes Verhältnis zum Essen, ohne Verbote und ohne strikten Verzicht. Erleben Sie Ihr Wohlfühlgewicht, damit Sie sich selbst und Ihren Körper besser leiden können.

Lesen Sie immer nur das Kapitel für die kommende Woche und nicht das ganze Buch bis zur letzten Seite. In jedem Kapitel erfahren Sie Wissenswertes zum Abnehmen und Planen bestimmter Schritte für die kommende Woche. Lesen Sie die einzelnen Kapitel am besten immer am Sonntag. Dann können Sie ab Montag mit den neuen Trainingsaufgaben starten. Übrigens: Ihr Gewicht sollten Sie auch immer sonntags überprüfen (beste Gelegenheit ist sonntagsmorgens nach der Morgentoilette) und es dann in der Tabelle auf Seite 73 eintragen. Bitte wiegen Sie sich nicht täglich. Das irritiert nur, weil immer wieder kurzfristige Gewichtsschwankungen auftreten können, die über eine erfolgreiche Gewichtsabnahme nichts aussagen.

Lesen Sie nun zunächst das erste Kapitel. Dann wissen Sie alles, was zum Start Ihrer persönlichen PfundsKur wichtig ist.

Professor Dr. Volker Pudel

1. WOCHE

Thema heute: Vorbereitung zum Start

Sie sind fest entschlossen, jetzt zehn Wochen lang Essen und Trinken zu trainieren? Sie sind fest entschlossen, sich Ihr Wohlfühlgewicht zu „erarbeiten"? Gut, denn das ist die wichtigste Voraussetzung für den Erfolg der PfundsKur. Sie müssen sich sagen „Ich will", sonst sind Ihre Aussichten nicht gut. Abnehmen beginnt im Kopf, so heißt das Motto der PfundsKur. Sie baut auf Ihrem festen Entschluß auf, daß Sie Ihr Eßverhalten zunächst beobachten. Mit Hilfe dieses Buches ziehen Sie dann Ihre Schlußfolgerungen daraus, um sich ein Eßverhalten anzugewöhnen, das für Sie selbst richtig ist. Das klingt ganz einfach, doch die Praxis ist etwas komplizierter. Der Erfolg hängt ganz entscheidend von Ihrem Willen ab. Darum überdenken Sie nochmals Ihren Entschluß:

■ **Ich will!**

Wenn Sie diese zwei Worte laut aussprechen und dabei fühlen, daß Sie stolz auf sich sind, dann schaffen Sie auch die zehn Wochen, Ihrer Figur und Ihrer Gesundheit zuliebe. Sie werden durchhalten, weil Sie einen Entschluß gefaßt haben, der Ihr Leben positiv verändert. Sie haben Ihr Leben in Ihre Hand genommen.
Das PfundsKur-Buch will Ihnen dabei Hilfestellung und Tips geben. Doch Lebensmittel auswählen und essen – das müssen Sie natürlich selbst. Aber wir werden uns gemeinsam nicht zuviel auf einmal vornehmen. Das programmiert nur Mißerfolg. Wer in kleinen Schritten geht, stolpert nicht so leicht.

Der 1. PfundsKur-Test

Haben Sie Lust, Ihren Entschluß nochmals zu prüfen? Dann sind Sie zum 1. PfundsKur-Test eingeladen. Beurteilen Sie für sich persönlich die folgenden Feststellungen, spontan, ehrlich und ohne langes Nachdenken! Kreuzen Sie alle zwölf Aussagen mit „Ja" oder mit „Nein" an.

Ich möchte gerne abnehmen, ...

	Ja	Nein
... weil ich mich schicker anziehen möchte	A	D
... weil ich gesünder leben will	C	F
... weil mein/e Partner/in dies wünscht	B	E
... weil ich körperliche Beschwerden habe	C	F
... weil ich mich wohler fühlen möchte	A	D
... weil ich mich im Spiegel nicht leiden kann	A	D
... weil mein Arzt mich dazu aufgefordert hat	B	E
... weil ich sportlicher werden will	C	F
... weil ich anderen besser gefallen möchte	B	E
... weil ich selbstbewußter werden will	A	D
... weil mir Bewegung schwer fällt	C	F
... weil es mir Bekannte empfohlen haben	B	E

Fertig? Dann zählen Sie bitte, wie oft Sie die verschiedenen Buchstaben angekreuzt haben.

A	=	mal	B	=	mal	C	=	mal
D	=	mal	E	=	mal	F	=	mal

Die Auswertung des 1. PfundsKur-Tests

Sie haben drei- oder viermal ein „A" angekreuzt:
Beste Startposition für Sie in der PfundsKur. Sie selbst wollen für sich abnehmen. Das ist genau die richtige Einstellung, um Erfolg zu haben. Bleiben Sie sich treu, nehmen Sie sich weiterhin wichtig. Sie wissen ganz genau, was Sie wollen.

Sie haben drei- oder viermal ein „B" angekreuzt:
Wenn Sie viele „B"-Kreuze gemacht haben, dann setzen Sie sich zu stark den Wünschen und Anforderungen anderer aus. Abnehmen kann nur gelingen, wenn Sie selbst dahinterstehen. Sie müssen überzeugt sein, daß Sie für sich selbst abnehmen möchten. Denken Sie doch noch einmal darüber nach. Mit der PfundsKur tun Sie sich selbst einen Gefallen, nicht anderen!

Sie haben drei- oder viermal ein „C" angekreuzt:
Wenn Sie die meisten Kreuze bei „C" gemacht haben, dann versprechen Sie sich vernünftige Vorteile von der

PfundsKur. Aber innerlich stehen Sie nicht vollkommen überzeugt dahinter. Schauen Sie sich einmal die Aussagen mit dem Buchstaben „A“ an. Es wäre schön, wenn Sie sich den Erfolg bei der PfundsKur auch von innen heraus wünschten.

Sie haben „A“,„B“ oder „C“ gleich häufig angekreuzt:
Sie starten mit gemischten Gefühlen in die PfundsKur. So ganz klar scheint Ihnen nicht zu sein, warum Sie eigentlich abnehmen wollen. Denken Sie nochmals über Ihre Beweggründe nach, und wiederholen Sie dann den Test. Es ist wichtig, daß Sie selbst hinter Ihrer PfundsKur stehen.

Sie haben drei- oder viermal ein „D“ angekreuzt:
Schade, denn die vielen „D“-Kreuzchen lassen erkennen, daß Sie innerlich noch nicht stark genug an die PfundsKur herangehen. Die PfundsKur ist für Ihr persönliches Wohlbefinden da, damit Sie sich körperlich besser und seelisch stärker fühlen. Überlegen Sie noch einmal, wofür Sie sich in den nächsten zehn Wochen anstrengen wollen.

Sie haben drei- oder viermal ein „E“ angekreuzt:
Richtig toll, daß Sie so viele „E“-Kreuze gemacht haben. Sie sind bei der PfundsKur, weil Sie selbst es unbedingt wollen. Das ist gut und stärkt Ihre Erfolgsaussicht.

Sie haben drei- oder viermal ein „F“ angekreuzt:
Für Sie ist die Teilnahme an der PfundsKur eine spontane und freiwillige Entscheidung, die Ihnen nicht durch körperliche Beschwerden nahegelegt wurde. Das ist eine gute, positive Startposition, die Ihnen in den nächsten zehn Wochen zugute kommen wird.

Sie haben „D“, „E“ oder „F“ gleich häufig angekreuzt:
Das bedeutet ganz einfach „unentschieden“. Sie schwanken noch ein wenig zwischen verschiedenen Beweggründen. Versuchen Sie sich festzulegen. Vielleicht gehen Sie die Feststellungen nochmals durch und antworten ganz kritisch und wohlüberlegt. Was wollen Sie wirklich?

PfundsKur-Training: 1. Woche

Sie sagen: „Ich will!" Das PfundsKur-Training kann beginnen! Bitte dokumentieren Sie Ihren persönlich wichtigsten Wunsch für die Gewichtsabnahme hier im Kasten:

Ich will abnehmen, weil...

____

____

Essen unter Beobachtung

Die erste Woche wird Ihnen etwas Mühe abverlangen. Sie ist nämlich eine Testwoche, in der Sie Ihr Eßverhalten ganz genau kennenlernen. Darum sollen Sie es jetzt noch nicht verändern. Essen und trinken Sie wie bisher. Doch dabei werden Sie ein wenig rechnen müssen.

Hinten im Buch finden Sie eine alphabetisch sortierte Lebensmittelliste mit insgesamt über 900 Positionen. Sie werden dort ziemlich alles finden, was Sie essen und trinken. Nachfolgend sehen Sie hier einen kleinen Ausriß aus dieser umfangreichen Liste:

Lebensmittel	Portionsgröße	Fettaugen pro Portion	Fettaugen pro 100 g
Aal, geräuchert	1 P. = 50g	5	11
Acerola, frisch	1 St. = 15g	–	–
Acerola, getrocknet	1 TL = 5g	–	–
Acerola (Konserve)	1 St. = 15g	–	–

Sie erkennen, daß für jedes Lebensmittel Punkte angegeben sind, einmal für eine übliche Portionsgröße des Lebensmittels und einmal für 100 Gramm. Diese Punkte werden Sie in der PfundsKur ständig begleiten. Es sind ganz besondere Punkte, die es bislang in keiner Tabelle gibt. Sie haben auch einen lustigen Namen, sie heißen Fettaugen. Ahnen Sie bereits, was hinter diesen Fettaugen steckt?

Die PfundsKur geht einen neuen Weg

Die Fettaugen signalisieren, wieviel Fett in den jeweiligen Lebensmitteln enthalten ist. Wer seine Fettaugen im Essen kennt und wer sie im Rahmen halten kann, der ißt gesund und kann leichter abnehmen sowie sein Gewicht halten.

Die PfundsKur hat sich die neuesten Forschungsergebnisse zunutze gemacht. Alles dreht sich um die Fettaugen, ganz einfach, ganz konkret, ganz praktisch. Sie zählen Ihre Fettaugen im Essen – und sonst nichts. Fast ein Patentrezept! Die PfundsKur geht einen neuen Weg. Sie werden sehen, wie einfach auf diese Weise in Ihrer Ernährung auch die Vitamin- und Mineralstoffversorgung stimmt. Die Fettaugen sind der Dreh- und Angelpunkt.

Also, Sie nehmen in den kommenden sieben Tagen diese Tabelle mit den Fettaugen zur Hand. Alles was Sie essen und trinken (denn auch in manchen Getränken schwimmen Fettaugen), wird schnell in der Tabelle nachgeschlagen und aufgeschrieben. Entweder finden Sie dort die passende Portionsgröße, oder Sie schätzen grob ab, wieviel Gramm Sie essen. So ermitteln Sie die Anzahl der Fettaugen für jedes Lebensmittel. Sollten Sie einmal ein Lebensmittel nicht in der Liste finden, dann schauen Sie einfach unter einem ähnlichen nach.

Unerbittlich alles nachschlagen

Beim Frühstück, bei allen Zwischenmahlzeiten, beim Mittagessen, beim Abendessen und danach beim Fernsehen. Nichts vergessen! Tragen Sie am besten während oder sofort nach der Mahlzeit die Gesamtzahl aller Fettaugen in die Tabelle auf Seite 17 ein. Am Abend können Sie dann die Fettaugen des Tages zusammenzählen und sie als Summe (Bilanz) in das untere Kästchen schreiben.

Das ist für diese Woche alles. Pardon, fast alles: Stellen Sie sich noch heute auf die Waage, und notieren Sie Ihr Ausgangsgewicht im entsprechenden Kästchen der Tabelle auf Seite 73.

Wenn Sie jetzt weiterlesen, dann erfahren Sie, was es mit den Fettaugen auf sich hat. In der nächsten Woche sprechen wir dann über Ihr Gewichtsabnahmeziel und das weitere Vorgehen in der PfundsKur.

Das Prinzip: Fettauge, sei wachsam!

Es gibt einen Begriff, den sicher alle Menschen kennen, die täglich in Supermärkten, in Restaurants, am Imbißstand oder in Kantinen ihre Lebensmittel oder ihr Essen auswählen. Es ist die Kalorie. Für viele stellen diese Kalorien geradezu eine Bedrohung dar. Es ist schon paradox: Endlich gibt es genug zu essen, endlich hat sich der uralte Menschheitstraum vom Schlaraffenland, vom Land, in

dem Milch und Honig fließen, erfüllt, da stöhnen die Menschen unter der Last der Kalorien.
Manche zählen ganz penibel jede Kalorie, aus Furcht um die Figur. Die Werbung tönt lautstark und preist uns Lightprodukte in allen Variationen an. „Light", das soll signalisieren: weniger Kalorien, also darfst Du zugreifen. Ob das aber so stimmt?

Kalorien sind wie Kilowatt

Umdenken ist angesagt, denn bei der ganzen Angst vor den Kalorien ist vergessen worden, daß Kalorien im Körper unterschiedlich verarbeitet werden. Kalorie ist Kalorie, so hieß es lange, aber das ist falsch. Lebensmittel wurden alle an der Kalorienmeßlatte bewertet. Dies wird aber den unterschiedlichen Kalorien nicht gerecht.
Zunächst: Die Kalorie (eigentlich heißt sie Kilokalorie) ist eine Maßeinheit für Energie, so wie Kilowatt oder PS. Der menschliche Organismus benötigt für alle Lebensfunktionen, so für den Herzschlag und für die Atmung, aber auch für die Muskeln, wenn wir uns bewegen, Energie. Diese wird ihm über Essen und Trinken zugeführt. Der Tagesenergiebedarf eines Menschen liegt zwischen 2000 und 3000 Kalorien – je nach Arbeitsleistung des Körpers und nach Geschlecht (Frauen benötigen weniger Energie als Männer).

Kalorien sprudeln aus drei Quellen

Kalorien sind nicht in „reiner Form" im Essen vorhanden. So gesehen gibt es Kalorien ebensowenig wie es Kilowatt und PS gibt. Es gibt nur energiehaltige Nährstoffe. In unserer Nahrung sind dies (abgesehen vom Alkohol, der auch in Energie umgesetzt werden kann) Fett, Kohlenhydrate und Eiweiß. Aus diesen drei Nährstoffquellen gewinnt der Körper die von ihm benötigte Energie.
Der Blumenkohl, die Nuß und das Steak sind allesamt Kalorienlieferanten. Doch diese Energiequellen speisen den Körper mit unterschiedlichen Kalorien. Der Blumenkohl bringt vorrangig Kohlenhydratkalorien in den Stoffwechsel, die Nuß Fettkalorien und das Steak Eiweißkalorien.
Hier greift das „Prinzip Fettauge" der PfundsKur ein. Je mehr Fettkalorien dem Körper aufgezwungen werden, um so hilfloser wird er. Der menschliche Organismus ist nämlich mit einem Übermaß an Fettkalorien total über-

fordert. Sie werden ins Fettgewebe geschleust und machen dem Menschen auf der Waage Kummer. Auch der Stoffwechsel wird negativ beeinflußt: Hohe Fett- und Cholesterinspiegel im Blut mit unangenehmen Folgen wie Arteriosklerose und Herz-Kreislauf-Erkrankungen können die Folge sein. Warum nur steht der Organismus den Fettkalorien so hilflos gegenüber?
Ganz einfach, weil er nicht auf jahrtausendelange Erfahrung zurückgreifen kann. Niemals seit Menschengedenken wurde soviel Fett wie heute durch den Magen geschleust. Die „gute Butter" war stets knapp und das Fleisch kostbar. Dafür lagen Getreideprodukte, Beeren, Obst und Gemüse auf den Tellern unserer Vorfahren. Und das sind ganz andere, nämlich stärkehaltige Kalorienquellen, die als Sammelbegiff mit Kohlenhydraten bezeichnet werden.
Auf diese Kalorienquellen ist der menschliche Körper gut trainiert. Die Größe des Magens, aber auch die Länge des Darms haben sich auf diese Kalorienquellen hin entwickelt. Zusätzlich ist die innere Steuerung von Hunger- und Sättigungsgefühl eng an die Kohlenhydratkalorien gekoppelt. Auch wenn viele den Eindruck haben, daß fettes Essen besonders satt macht: Untersuchungen beweisen, daß sich Fettkalorien an der Sättigungsbremse „vorbeimogeln". Fettkalorien machen lange nicht so satt wie Kohlenhydratkalorien! Testen Sie selbst: Nach der Kalorienmathematik müßten 80 g Pommes frites mit 30 g Mayonnaise so stark sättigen und so lange vorhalten wie 2 kg Blumenkohl, 4 Scheiben Vollkornbrot oder gut 500 g Salzkartoffeln.

Strenge Kontrolle für Kohlenhydrate und Eiweiß

Die körpereigene Vorratsmenge für Kohlenhydrate wird peinlich genau reguliert. Dies geschieht über die Zuckerkonzentration im Blut. Sinkt sie z. B. ab, wird Hunger gemeldet. Aber auch die Eiweißmenge im Körper wird vom Organismus sehr penibel kontrolliert. Zwingt man den Körper durch eine Blitzdiät dazu, Körpereiweiß abzubauen, um so Energie zu gewinnen, wird das Defizit sofort wieder ausgleichen, wenn man mehr ißt. Darum kommt es auch zu den schnellen Gewichtszunahmen nach solchen Diäten. Für Kohlenhydrate und Eiweiß hat die Natur – aus Erfahrung klug geworden – strenge Regeln entwickelt, die sowohl ein Zuviel als auch ein Zuwenig sofort ausgleichen.

Fett – trauriges Spiel ohne Grenzen

Für die dritte Energiequelle, das Fett, sind solche Regelprozesse nicht vorhanden. Einfach auch deshalb, weil früher die geringe Fettmenge, die man aß, nicht reguliert werden mußte. Die unglücklichen superdicken Menschen mit einem Körpergewicht von 150 kg oder noch mehr beweisen „auf den ersten Blick", wie der Organismus das Fett in nahezu beliebiger Menge in die Randzonen des Körpers schleust und es dort abspeichert.

Eine wichtige Erkenntnis der Ernährungswissenschaft muß nun noch erwähnt werden, damit das „Prinzip Fettauge" so richtig verständlich wird. Der menschliche Stoffwechsel nutzt nämlich Umwandlungsmechanismen, die aus Kohlenhydraten Fett machen und dieses speichern, äußerst selten. Die „Fettpölsterchen" resultieren daher in der Regel aus Fett in der Nahrung und nicht aus Kohlenhydraten.

Fett ist Kalorienkönig

Es darf nicht vergessen werden, daß Fett mit jedem Gramm gut 9 Kalorien Energie liefert, während 1 g Kohlenhydrate nur 4 Kalorien beisteuern.

Neuere Studien, an denen mehr als 200.000 Menschen teilnahmen, haben ganz deutlich gezeigt:

- Wer seinem Körper viele Kalorien zuführt, der führt meist viele Fett- und wenig Kohlenhydratkalorien zu.
- Wer seinem Körper wenig Kalorien zuführt, der nimmt automatisch viele Kohlenhydrat- und wenig Fettkalorien auf.
- Übergewichtige Menschen nehmen mehr Fettkalorien zu sich als Menschen mit normalem Gewicht. Das gilt für über- und normalgewichtige Menschen, die 2000 Kalorien am Tag essen, genauso wie für Menschen die z. B. 3000 Kalorien aufnehmen.
- Bei Personen mit Gewichtsproblemen stammen grundsätzlich mehr Kalorien aus Fett als aus Kohlenhydraten, auch wenn die Gesamtzahl der zugeführten Kalorien gleich ist.
- Der langfristige Erfolg bei der Gewichtsabnahme ist bei Menschen, die Fettkalorien gespart haben, ungleich größer und nachhaltiger als bei Personen, die Kohlenhydratkalorien gespart haben.

- **Das PfundsKur-Fettaugenprinzip bietet die Chance, die Fettkalorien unter die Kontrolle zu bringen, über die unser Körper selbst nicht verfügt.**

Was also der Körper nicht leisten kann, weil er in der Menschheitsgeschichte nie darauf trainiert wurde, das müssen moderne Esser im Schlaraffenland mit dem Kopf ausgleichen: die Steuerung der Energiequelle Fett. Darum wurden die Fettaugen erfunden. Ein ganz einfaches Prinzip. Anfangs zählt man sie noch, doch schon nach kurzer Zeit hat man ein Gespür für das Fett. Das Motto der neuen PfundsKur heißt also:

- **Fettauge, sei wachsam!**

Wir kommen auf das Thema noch zurück, denn das Fett im Essen ist der Faktor, der körperliches Wohlbefinden und Gesundheit entscheidend beeinflußt. Sie wissen jetzt warum. Es ist einfach die Überforderung eines Organismus, den die Natur unter völlig anderen Nahrungsbedingungen an seine Umwelt angepaßt hat, die sich in wenigen Jahrzehnten radikal verändert hat.
In den nächsten Wochen klären wir, ob Süßigkeiten nicht doch dick machen, obwohl Zucker zu den Kohlenhydraten zählt. Und wir besprechen, wieviele Fettaugen der Mensch ohne Risiko verträgt. Doch zunächst heißt es: Schulen Sie Ihr Gespür, bestimmen Sie über sieben Tage die Fettaugen in Ihrem Essen, und schreiben Sie sie auf (siehe Tabelle Fettaugenbilanz, Seite 17). In der nächsten Woche wird dann auch verraten, was ein Fettauge bedeutet.

Fettaugenbilanz der 1. Woche

Frühstück

1. Tag	2. Tag	3. Tag	4. Tag	5. Tag	6.Tag	7. Tag

1. Zwischenmahlzeit

1. Tag	2. Tag	3. Tag	4. Tag	5. Tag	6.Tag	7. Tag

Mittagessen

1. Tag	2. Tag	3. Tag	4. Tag	5. Tag	6.Tag	7. Tag

2. Zwischenmahlzeit

1. Tag	2. Tag	3. Tag	4. Tag	5. Tag	6.Tag	7. Tag

Abendessen

1. Tag	2. Tag	3. Tag	4. Tag	5. Tag	6.Tag	7. Tag

spätabends

1. Tag	2. Tag	3. Tag	4. Tag	5. Tag	6.Tag	7. Tag

Bilanz / Tagessumme

1. Tag	2. Tag	3. Tag	4. Tag	5. Tag	6.Tag	7. Tag

Nach sieben Tagen zählen Sie bitte die Fettaugen der gesamten Woche zusammen:

Summe der Fettaugen in 1 Woche

Diese Summe teilen Sie bitte anschließend durch sieben.

Fettaugen in 1 Woche: 7 =
Fettaugen pro Tag

2. WOCHE

Thema heute: Zielgewicht bestimmen

Die erste anstrengende Woche haben Sie bereits hinter sich. Sie wissen, wieviele Fettaugen Sie im Tagesdurchschnitt essen. Dieses Resultat werden wir heute noch benötigen.
Ab morgen starten Sie dann mit den ersten Rezepten der Basis-PfundsKur. Doch zuvor wollen wir feststellen, wieviel Sie abnehmen können.

Wie entsteht Übergewicht?

Lange Zeit hat es sich die Wissenschaft mit der Antwort auf diese Frage sehr einfach gemacht: Wer zuviel ißt, der nimmt zu. Wer sich zuwenig bewegt, der nimmt zu. Das ganze Problem des Übergewichts wurde einfach als Bilanzproblem dargestellt. Wenn die Kalorienbilanz positiv ist, also wenn mehr Kalorien aufgenommen werden als der Körper verbrauchen kann, dann kommt es unweigerlich zu einer Gewichtszunahme. Die Argumente der Dikken, daß sie doch gar nicht so übermäßig viel essen und daß bei ihnen die Neigung zum Übergewicht in der Familie liege, wurden als Ausreden, als reine Entschuldigungen abgetan.
Inzwischen aber haben verschiedene Forscher Experimente durchgeführt, die aufschlußreiche Ergebnisse brachten. Eine kleine Auswahl soll Ihnen vorgestellt werden. So einfach nämlich, wie man sich die Entstehung des Übergewichts in den letzten 40 Jahren gedacht hat, so einfach ist es wirklich nicht. Sie sollen diese Ergebnisse kennenlernen, damit Sie Ihre persönlichen Chancen für eine Gewichtsabnahme besser einschätzen können.

Die Zwillingsstudie

Claude Bouchard, Professor in Quebec, Kanada, lud zwölf eineiige Zwillingspärchen in seine Klinik ein. 100 Tage verbrachten die jungen Männer dort. Sie alle aßen während dieser Zeit wie gewohnt. Doch jeden Tag gab es zusätzlich für jeden genau 1000 Extra-Kalorien. Ausnahme: sonntags, da hatten die Teilnehmer frei. Insgesamt wurden also in diesen 100 Tagen von jedem Mann 86.000 Extra-Kalorien verzehrt. Eine gewaltige Menge an Nahrungsenergie!

Mit Spannung verfolgten die Wissenschaftler die Veränderungen des Körpergewichts der Zwillinge.
Nach der alten Bilanzrechnung hat 1 kg Fettgewebe einen Energiegehalt von etwa 7000 Kalorien. Somit müßten die Zwillinge bei 86.000 Überschußkalorien laut Lehrbuch etwa 12,5 kg zunehmen. Doch die Realität bewies, daß diese Rechnung dringend korrigiert werden muß. Der Spitzenreiter der Teilnehmer nahm fast 14 kg zu. Und der „schlechteste Futterverwerter" unter den Männern brachte es gerade auf eine Gewichtszunahme von 4 kg. Damit ist bewiesen, daß Menschen sehr unterschiedlich auf Extra-Kalorien (also auf einen Kalorienüberschuß) reagieren.

Zwillingspärchen reagieren ähnlich

Besonders aufregend an dieser Studie in Kanada war zusätzlich die Feststellung, daß die Gewichtszunahme innerhalb eines Zwillingspärchens, bei dem ja beide identische Erbanlagen haben, ausgesprochen ähnlich war. Damit hat Professor Bouchard eindeutig klargestellt, daß die Erbanlagen über die Regulierung des Körpergewichts mitbestimmen.
Inzwischen hat Claude Bouchard übrigens ein zweites Experiment durchgeführt. Jetzt ließ er eineiige Zwillinge „normal" essen, doch mußten sie täglich auf einem Laufband 1000 Kalorien abarbeiten. Jetzt wurde die Gewichtsabnahme verfolgt. Das Resultat war genau wie in der ersten Studie: Manche nahmen viel, manche nahmen wenig ab. Wieder zeigten die eineiigen Zwillingspärchen recht ähnlich große Gewichtsabnahmen.
Die Behauptung, daß das Übergewicht einem „in die Wiege gelegt" sei, ist also keine Entschuldigung, sondern zu einem Großteil eine Tatsache!
Eine Bestätigung dieser Erkenntnisse kam durch die große Zwillingsstudie von US-Professor Stunkard, die er in Schweden durchführte. Er stöberte nach den Akten über 500 heute erwachsene ein- und zweieiige Zwillinge auf.
Besonders interessierte sich der Professor für Zwillinge, die in frühester Kindheit getrennt worden waren und teilweise bei Adoptiveltern aufwuchsen. Die ausgewählten Personen wurden gewogen; anschließend wurde das Körpergewicht analysiert.
Das eindeutige Resultat verblüffte die Forscher: Eineiige Zwillinge wiegen ungefähr gleich viel. Dabei spielt es keine

Rolle, ob sie zusammen bei den tatsächlichen Eltern oder getrennt bei verschiedenen Adoptiveltern aufgewachsen waren. Das Gewicht der zweieiigen Zwillinge dagegen stimmt kaum überein, auch wenn sie gemeinsam bei ihren Eltern aufgewachsen waren.

Die Göttinger Studie

Von Wissenschaftlern der Göttinger Universität wurden Ernährungstagebücher von über 200.000 Menschen gesammelt. Sieben Tage hatten sie alle genau aufgeschrieben, was sie gegessen und getrunken hatten. Alle Angaben wurden in den Computer getippt, der die Daten nach Kalorien, Fett, Kohlenhydraten und Eiweiß aufschlüsselte. Dann wurde die unvorstellbar große Zahlenflut analysiert: getrennt für normalgewichtige, leicht übergewichtige sowie erheblich übergewichtige Menschen. Die Überraschung war groß, als die Ergebnisse vorlagen.

Vorurteil muß abgebaut werden

Zwischen dem Körpergewicht eines Menschen und seiner Kalorienaufnahme besteht keine Beziehung. Es gibt schlanke Menschen, die viel, durchschnittlich viel oder wenig essen. Genauso gibt es Übergewichtige, die viel, durchschnittlich viel oder wenig essen. Damit ist die Glaubwürdigkeit von Millionen Menschen mit Figurproblemen wiederhergestellt, die schon immer behaupteten, daß sie nicht überdurchschnittlich viel essen.
Die Nationale Verzehrsstudie, eine bundesweite Untersuchung an über 20.000 Menschen, die im Auftrag des Bundesforschungsministers durchgeführt wurde, kam übrigens kürzlich zu den gleichen Feststellungen: Übergewichtige sind nicht die „Esser der Nation". Das ist ein Vorurteil, das dringend korrigiert werden muß. Die zweite angebliche Entschuldigung der Übergewichtigen ist also auch keine Ausrede, sondern Realität. Sie essen bei ihrem erhöhten Körpergewicht nicht mehr, sondern gleich viele Kalorien wie schlanke Menschen.

Erhöhter Fettverzehr

Der Göttinger Computer bewies anhand der Ernährungstagebücher aber noch mehr: Auch wenn Übergewichtige unter dem Strich vergleichbar viele Kalorien essen, so enthält ihre Kost doch relativ mehr Fett, und somit weniger Kohlenhydrate. Das müssen wir bedenken. Offenbar dreht sich in der Ernährung alles um das Fett, denn langfristige erfolgreiche Gewichtsabnahmen konnten nur erzielt werden, wenn weniger Fett gegessen wurde. Auf diesen Erkenntnissen basiert die neue PfundsKur.

Quintessenz

Mit einer vollwertigen, fettärmeren Ernährung kann der Mensch sein Körpergewicht verringern. Doch sind ihm Grenzen gesetzt, die ihm die Natur zum Teil mit in die Wiege gelegt hat. Diese Voraussetzungen müssen berücksichtigt werden. Wer versucht, die biologischen Schranken zu durchbrechen, schafft sich Eßprobleme und wird auf Dauer dennoch keinen Erfolg haben.
Testen Sie, wie gut Ihre Voraussetzungen für erfolgreiches Abnehmen sind. Der 2. PfundsKur-Test gibt Ihnen einen Anhaltspunkt, wieviel Kilogramm Gewichtsabnahme Sie sich für die kommenden neun Wochen während der PfundsKur vornehmen können.

Der 2. PfundsKur-Test

- Wieviel Fettaugen haben Sie letzte Woche im Tagesdurchschnitt gegessen?
  - weniger als 15 – tragen Sie 4 Punkte ein
  - zwischen 15 und 20 – tragen Sie 3 Punkte ein
  - zwischen 20 und 30 – tragen Sie 2 Punkte ein
  - zwischen 30 und 40 – tragen Sie 1 Punkt ein
  - über 40 – tragen Sie 0 Punkte ein ☐

- Haben Sie in den letzten fünf Jahren mehr als drei Diäten gemacht?
  - ja – dann 3 Punkte eintragen!
  - nur zwei oder drei Diäten – tragen Sie 2 Punkte ein
  - weniger als zwei Diäten – 0 Punkte eintragen ☐

- Waren Sie in den letzten zehn Jahren schon mehr als 5 kg schwerer als heute?
  - nein – 0 Punkte eintragen
  - ja – 2 Punkte eintragen
  - ja, aber sogar mehr als 10 kg schwerer – 4 Punkte eintragen ☐

- Ziehen Sie von Ihrer Körpergröße (in Zentimetern) die Zahl 100 ab. (z. B. 176 cm – 100 = 76). Dieses Ergebnis in Kilogramm ist Ihr rechnerisches Normalgewicht.

Ihre Körpergröße	☐☐☐	cm
minus	100	
Ihr Normalgewicht	☐☐☐	kg

Liegen Sie gegenwärtig …
- mehr als 10 kg unter Ihrem Normalgewicht? 20 Punkte eintragen
- bis zu 10 kg unter Ihrem Normalgewicht? 15 Punkte eintragen
- etwa um das Normalgewicht herum? 10 Punkte eintragen
- bis zu 10 kg über Ihrem Normalgewicht? 6 Punkte eintragen
- mehr als 10 kg über Ihrem Normalgewicht? 0 Punkte eintragen ☐☐

- Sind Sie bereits körperlich sehr aktiv; z. B. Sport, Fitneßtraining, körperliche Arbeit?
  - ja, dann 2 Punkte eintragen
  - nein, dann 0 Punkte eintragen ☐

- Sind/waren Ihre Eltern dick?
  - beide – 4 Punkte eintragen
  - nur einer – 2 Punkte eintragen
  - keiner – 0 Punkte eintragen ☐

- Sind Sie ein eher sparsamer Esser?
  - ja – 2 Punkte eintragen
  - nein – 0 Punkte eintragen ☐

Zählen Sie jetzt Ihre Punkte zusammen.

Summe aller Punkte ☐☐

Auswertung

Damit Sie wissen, warum Sie Ihre Punkte bekommen haben, nachfolgend eine kurze Erklärung.
In diesem Test wurde nach Faktoren gefragt, die ein Abnehmen eher schwierig gestalten. Wer z. B. bereits inten-

siv Sport treibt, kann diese Möglichkeit jetzt während der PfundsKur nicht mehr zusätzlich nutzen, um so Kalorien zu verbrennen. Wer bereits wenig Fettaugen ißt, hat geringere Chancen, durch Fettverzicht abzunehmen, als jemand, der beim Fett gerne über die Stränge schlägt.
Je mehr Punkte Sie gesammelt haben, um so eingeschränkter ist Ihre Chance. Natürlich bieten die Punkte nur einen groben Anhaltspunkt. Ihre wahrscheinliche Gewichtsabnahme können Sie in etwa berechnen, wenn Sie Ihre Punktzahl von 20 abziehen. Das Ergebnis deutet an, wieviel Sie während der PfundsKur an Gewicht abnehmen können.

Ihre mögliche Gewichtsabnahme: ☐☐ kg

Mehr als 20 Punkte?
Haben Sie im Test mehr als 20 Punkte bekommen, dann sollten Sie überlegen, ob Sie wirklich abnehmen sollten. Bitte denken Sie darüber nach. Natürlich können Sie die PfundsKur auch mitmachen, wenn Sie nicht abnehmen möchten, denn schließlich geht es in der PfundsKur auch ganz wesentlich um das Erlernen einer gesunden Ernährungsweise. Die folgende Einstiegswoche ist jedoch nur für solche PfundsKur-Teilnehmer, die abnehmen möchten, konzipiert.

Das Training beginnt

Für diese Woche finden Sie ab der Seite 76 exakt festgelegte Tagespläne mit Rezepten, die Ihnen den Einstieg ins Abnehmen erleichtern sollen. Aber keine Angst, Sie werden in der PfundsKur nicht ständig nach vorgegebenen Rezepten essen müssen. Diese Tagespläne sind nur für diese Woche gedacht, damit Sie einen Anfangserfolg haben. Außerdem können Sie so feststellen, wie Ihnen das Essen schmeckt, wenn die Fettaugen in engen Grezen gehalten werden.
In den Rezepten sind die Fettaugen jeweils angegeben. Sie können jetzt einmal vergleichen, wieviele Fettaugen Sie bisher gegessen haben und wieviele Fettaugen Sie in dieser Woche zu sich nehmen werden.
Wenn Sie in den nächsten Tagen Hunger haben, weil die PfundsKur-Rezepte Ihnen nicht ausreichen, dann können Sie die angegebenen Zutatenmengen erhöhen. Aber bitte nur bei den Zutaten, bei denen der Pfeil nach oben zeigt.

Das sind meist sehr kohlenhydrathaltige Lebensmittel, die gut sättigen.Und denken Sie daran:

- **Es ist ganz wichtig, daß Sie in dieser Woche nicht hungern!**

Sind Ihnen die Rezepte zu üppig, dann können Sie die Zutatenmengen verringern. Verkleinern Sie aber nur die Mengen der Zutaten, bei denen der Pfeil nach unten zeigt. Das sind meist Lebensmittel, die viele Fettaugen haben.
So, und jetzt heißt es: Guten Appetit. Übrigens: Achten Sie darauf, daß Sie in der nächsten Woche ausreichend trinken. 2 l am Tag sollten es sein. Geeignet sind Mineralwasser, mit Mineralwasser verdünnter Fruchtsaft, Früchtetee sowie in Maßen Kaffee und schwarzer Tee. Vergessen Sie bitte nicht, Ihr heutiges Gewicht in die Tabelle auf Seite 73 einzutragen.

Das Versprechen von der 1. Woche wird eingelöst
Was verbirgt sich hinter den Fettaugen? Jedes Fettauge steht für 3 g Fett. Wenn Sie also Ihre eigene Fettaugenstatistik der ersten Woche mit drei malnehmen, dann wissen Sie, wieviel Gramm Fett Sie am Tag gegessen haben. Im Bundesdurchschnitt wurden mehr als 100 g Fett pro Person und Tag verzehrt. Das ist sehr, sehr viel! Auf die Kalorien bezogen heißt das, daß mehr als 40% der Kalorien in Form von Fett zugeführt werden. Wo liegen Sie? Je mehr Fettaugen Sie gezählt haben, um so größer ist Ihre Chance, jetzt mit weniger Fett so richtig abzunehmen.
Die Deutsche Gesellschaft für Ernährung (DGE) gibt für die Fettzufuhr folgende Empfehlung: Nicht mehr als 30% der Kalorien sollten aus Fett stammen. Mit den Rezepten der Einstiegswoche wird die Fettmenge sogar noch knapper gehalten, damit Sie erfahren können, daß das Essen auch dann gut schmecken kann, wenn Sie mit dem Fett gezielt und sparsam umgehen.

3. WOCHE

Thema heute: Zwischenbilanz

Haben Sie sich schon gewogen und Ihr Gewicht in die Tabelle auf Seite 73 eingetragen? Was hat die Einstiegswoche bei Ihnen gebracht? Haben Sie auch wirklich nicht gehungert?
Nehmen Sie sich etwas Zeit, um diese Fragen zu beantworten. Es ist wichtig, daß Sie für sich kritisch überprüfen, wie Ihnen die neue PfundsKur-Kost bekommt. Schließlich ist es wichtig, daß Sie mit Ihren neuen Erfahrungen zufrieden sind, damit Ihnen die Empfehlungen „in Fleisch und Blut" übergehen.

Aus Prinzip: Nicht hungern

Mit der Einstiegswoche wollten wir Sie vom Prinzip der PfundsKur überzeugen. Wichtig ist, daß Sie nicht hungern, sondern immer etwas essen, wenn Ihnen der innere Hunger das Signal dazu gibt. Dann aber kommt es auf die Auswahl an: Sie sollten Lebensmittel wählen, die viele Kohlenhydrate auf Stärkebasis enthalten. Das sind alle Produkte aus Getreide, das sind Obst, Gemüse, Kartoffeln, Nudeln und Reis, aber auch Salate und Rohkost. Wichtig ist nur, daß Sie diese Lebensmittel nicht mit fettreichen Zutaten zu Gerichten kombinieren (z. B. Kartoffeln, die in Fett gebraten werden, Nudeln in Sahnesauce, Salat mit Mayonnaise angemacht).
Das Prinzip der PfundsKur läuft darauf hinaus, die Fettaugen zu zählen und zu beschränken. Blitz- und Crashdiäten zählen Kalorien, egal von welcher Sorte. Warum dies nicht zum Erfolg führt, wollen wir heute erörtern.

Das Diätdilemma

Blitz- und Crashdiäten sind strenge einseitige Hungerkuren, die gewöhnlich vollmundig angepriesen werden und große Gewichtsabnahme in kurzer Zeit versprechen, z. B. 8 kg Gewichtsabnahme in 10 Tagen. Solche Versprechungen sind leere Worte, sie wecken nur Hoffnungen, die nicht erfüllt werden, und führen regelmäßig zu Frust. Die Eßlust bleibt auf der Strecke. Man denkt ständig ans Essen, man wird nervös, und man leidet unter Hunger. Die abgenommenen Pfunde sind schneller wieder auf der Waage, als sie durch die Diät gepurzelt sind.

Einseitige Lebensmittelauswahl (z. B bei der Reis-, Äpfel- oder Eierdiät), aber auch kalorienärmste Fehlernährung (z. B. Ahornsirup mit Zitronensaft) sind allesamt ungesund und für eine langfristige Gewichtsabnahme nicht zu empfehlen. Solche unausgewogenen Diäten sind Streß für den Körper!

Hungersnot als Theaterstück

Die Natur hat gegen solche Blitz- und Crashdiäten wirkungsvolle Mechanismen entwickelt. Jahrhundertelang herrschten auch in Mitteleuropa Nahrungsknappheit und Hungersnöte. Erst seit etwa 40 Jahren leben wir im „Schlaraffenland" mit seinem reichhaltigen, überbordenden Angebot an leckeren Lebensmitteln. Jahrhundertelang aber mußte der menschliche Organismus mit Nahrungsmittelknappheit fertig werden. Und wenn heute im Überfluß jemand seinem Körper das ihm altbekannte „Theaterstück von Hungersnot" vorspielt (denn nichts anderes sind solche Blitzdiäten), dann erinnert sich unser Körper sehr gut an die sparsame Haushaltsführung, die er früher zum Überleben lernen mußte. Er stellt sich auf die knappe Versorgungslage ein. Resultat: Trotz sparsamer Kalorienzufuhr verändert sich das Gewicht nicht, denn der Körper senkt den Grundumsatz ab (der Kalorienbedarf verringert sich), um das Überleben trotz Diät zu sichern.

Der Jo-Jo-Effekt

Wer seinem Körper nun jedes Jahr mit Blitzdiäten immer aufs neue solche „Hungersnöte" vorgaukelt, der drängt ihn zu einer dauerhaften sparsamen Haushaltsführung. Immer geringer wird darum der Abnahmeerfolg, trotz großer Anstrengungen und standhaftem Verzicht auf Kalorien jeder Art. Ein Teufelskreis entsteht. Das Theater mit der Hungersnot im Schlaraffenland ist nämlich genau die falsche Methode, um das Gewicht in den Griff zu bekommen. Schlimmer noch: Nach jeder Diät verharrt der Körper noch eine bestimmte Zeit im Sparzustand, und jede zusätzliche Kalorie, die er jetzt bekommt, wird besonders intensiv genutzt, um das Gewicht wieder auf den Urzustand hochzubringen. Dann wiegt man plötzlich sogar noch mehr als vor der Diät. Diese Schaukelpolitik, auch Jo-Jo-Effekt genannt, ist ungesund und unerwünscht. Die Hoffnungen auf Gewichtsabnahme schlagen in Mißerfolg durch Gewichtszunahme um. Frust durch Diät, dick durch Diät. Das

Diätdilemma, das viele Menschen schon am eigenen Leib erfahren haben.

„System Mensch" braucht Nährstoffe

Außer Betracht bleibt bei diesen Kurzdiäten auch, daß unser Körper eine Fülle von Funktionen erfüllen muß, für die er lebenswichtige Nährstoffe benötigt. Vitamine (z. B. für das Nervensystem), Mineralstoffe (z. B. für viele Stoffwechselfunktionen) sind notwendig, damit der Mensch sich wohl fühlt und leistungsfähig bleibt. Unausgewogene, einseitige und zu knappe Ernährung führt zu einem Nährstoffmangel. Störungen im „System Mensch" sind nicht selten die Folgen davon. Das Resultat: kurzfristig schlank, langfristig krank.
Das weise und erfolgreiche Schlankheitstraining kann darum nur lauten: ausgewogene Ernährung, die schmeckt. Keine Hungersnot vortäuschen, langsam abnehmen, bewußt essen und auf den Körper Rücksicht nehmen. Und, nicht hungern!

Das PfundsKur-Prinzip: Fettaugen sparen

Mit fettreichen Speisen wird der menschliche Stoffwechsel überfordert. Darum zählt die PfundsKur die Fettaugen, aber nicht die Kalorien.
Damit wird noch ein weiterer Vorteil genutzt. Wer nämlich reichlich Kohlenhydrate (in Form von stärkereichen Lebensmitteln) ißt, nimmt automatisch viele Vitamine und Mineralstoffe zu sich. Auch die Versorgung mit den Ballaststoffen wird besser. Ballaststoffe sind Pflanzenfasern, die gut sättigen und für eine geregelte Verdauung sorgen. Sie füllen den Darm und beschleunigen die Passage der Nahrung durch den Verdauungstrakt.

Ein Wort zu den Kohlenhydraten

Bisher wurde nur über Getreideprodukte, Kartoffeln, Obst, Gemüse, Nudeln, Reis und Rohkost gesprochen, die in unserer Ernährung als kohlenhydratreiche Lebensmittel die Hauptrolle spielen sollen. Aber auch Zucker zählt zu den Kohlenhydraten. Gilt die Empfehlung also auch für Süßigkeiten?
Grundsätzlich stimmt es, daß der Organismus auch aus Zucker schnell Energie gewinnt, um die Lebensfunktionen aufrechtzuhalten. Zucker selbst liefert also Kohlenhydratkalorien, die normalerweise nicht in Fett umgewandelt

und in den Depots gespeichert werden. Doch das ist noch nicht die ganze Wahrheit.

Süßes hat viele Fettaugen

Erstens muß beachtet werden, daß die Mehrzahl der süßen Lebensmittel auch recht viel Fett enthält. Schauen Sie doch einmal in der Fettaugentabelle ganz hinten unter Schokolade oder Printen nach. Oft ist es sogar so, daß Süßigkeiten mehr Fett- als Kohlenhydratkalorien enthalten. Das ist das Problem. Darum der PfundsKur-Tip für alle, die gerne süß essen: Wenn Sie Lust auf Süßigkeiten haben, dann wählen Sie nur solche, die kaum oder keine Fettaugen haben. Das sind z. B. Gummibärchen, Zucker, Honig, Fruchtbonbons und Kaugummi. Genießen Sie dann diese süßen Leckereien in Maßen und ohne schlechtes Gewissen. Denken Sie auch an Ihre Zähne, denn Zucker fördert Karies.

Zweitens muß bei Süßigkeiten daran gedacht werden, daß sie in der Regel wenig Vitamine und Mineralstoffe enthalten. Zucker liefert zwar Energie (Kalorien), aber keine Vitamine und Mineralstoffe. Darum der PfundsKur-Tip: Wenn Sie Süßigkeiten essen möchten, dann tun Sie dies mit Genuß. Süßes nicht aus Frust essen, sondern mit Freude. Dann läßt sich die Menge besser im Auge behalten.

Zucker macht dick?

Natürlich macht Zucker dick, davon sind viele Menschen überzeugt. Und aus Angst vor einer Gewichtszunahme verbieten sie sich alles, was süß schmeckt. Das ist mit ein Grund, warum 30 bis 40% aller Deutschen unter „Süßhunger" leiden. In der PfundsKur darf Süßes gegessen werden, damit der Süßhunger nicht unbändig stark wird und plötzlich der große Nachholbedarf ausbricht.

Süßigkeiten können selbstverständlich Figurprobleme verschärfen, denn, wie schon beschrieben, bringen die meisten Süßigkeiten und Süßspeisen jede Menge Fett in den Körper; und Fett macht fett. Süßigkeiten, die nur aus Kohlenhydraten (in Form von Zucker) bestehen, werden hingegen als Energiequellen genutzt.

Die Warteschlange

Doch hier steckt der Pferdefuß! Wer nämlich zusätzlich zu fettreichen Lebensmitteln zuckersüße Kohlenhydratkalorien „obendrauf" ißt, kann trotzdem zunehmen. Unser

Körper ist so programmiert, daß er sich seine Energie immer zuerst aus Kohlenhydraten holt. Die Fettkalorien reserviert er sich sozusagen in einer Warteschlange und verbrennt sie erst dann, wenn ihm keine Kohlenhydratkalorien mehr zu Verfügung stehen.
Damit ist klar: Wer Fett und süße Kohlenhydrate ißt, der lebt zunächst von den Kohlenhydraten, und die überschüssigen Fettkalorien werden abgespeichert.

Das Training geht weiter

Die 3. Woche der PfundsKur bricht nun an. Nach der strengen 2. Woche geht es jetzt etwas lockerer zu. Am Ende der PfundsKur werden Sie übrigens ganz ohne Rezeptvorschläge nach Ihren eigenen Geschmacksvorstellungen essen!
Weiter hinten im Buch finden Sie Baukastenrezepte für Frühstück, Mittag- und Abendessen sowie für Zwischenmahlzeiten. In dieser Woche können Sie Bausteine ganz nach Ihrem Belieben miteinander kombinieren. Also irgendein Frühstück, das Ihnen zusagt, mit jedem Mittagessen und Abendessen sowie mit jeder Zwischenmahlzeit.

Signale beachten

Der PfundsKur-Tip: Versuchen Sie, fünf Mahlzeiten am Tag einzunehmen, damit Sie zwischendurch keinen Hunger haben. Aber quälen Sie sich nicht, wenn Sie keinen Appetit haben. Ihr Körper hat das Sagen. Er gibt Signale, wenn er Energie braucht, aber auch wenn er genug davon hat. Auf Kohlenhydrate reagiert Ihr Körper auch viel besser als auf Fett.
Für jeden Rezeptbaustein sind die Fettaugen angegeben, damit Sie genau wissen, wieviel Fett Sie essen. Für zusätzlichen Appetit gilt die gleiche Regel wie in der letzten Woche: Lebensmittel mit Pfeil nach oben können in größeren Portionen verwendet werden. Mit Lebensmitteln, die einen Pfeil nach unten haben, sollten Sie eher sparsam sein – wegen der Fettaugen.

Nicht vergessen

Ausreichend trinken (2 l Flüssigkeit sollten es pro Tag sein). Mineralwasser, verdünnte Obstsäfte und Früchte- und Kräutertee sowie in Maßen Kaffee und schwarzer Tee sind geeignet.

4. WOCHE

Thema heute: Gesunde Ernährung, warum?

Wie fühlen Sie sich? Sind Sie mit Ihrer Gewichtsabnahme zufrieden? Kommen Sie Ihrem Wohlfühlgewicht schon näher? Wie schmecken Ihnen die PfundsKur-Rezepte aus dem Baukasten? Damit Sie verstehen, wieso eine vollwertige Ernährung gut für Sie ist, geht es in der 4. Woche um gesunde Ernährung.

Gesund durch richtige Ernährung?

„Gesundheit ist nicht alles, aber ohne Gesundheit ist alles nichts", formulierte der deutsche Philosoph Arthur Schopenhauer. Recht hat er! Das Gesundheitsbewußtsein ist inzwischen deutlich gestiegen: Fragen zu Natur- und Umweltschutz sowie Ökologie werden diskutiert. Die Gesellschaft beginnt, sich um die „Gesundheit dieser Welt" (von der wir Menschen ja ein Teil sind) intensiver zu kümmern.
Was häufig vergessen wird: Unser Körper ist unsere unmittelbarste Umwelt. Oft gehen wir mit der von uns entfernter liegenden Umwelt viel sorgsamer um als mit unserem eigenen Körper. Falsche Ernährung ist, wenn wir es so betrachten, eine ganz direkte Belastung der Umwelt, die uns am nächsten steht.

Die größte Chance

Auf uns wirken viele Faktoren ein, die die Gesundheit negativ beeinflussen. Es gibt Faktoren, die der einzelne Mensch hinnehmen muß, denn er selbst kann sie nicht verändern. Trotzdem hat jeder eine ungeahnt große Chance, seine Gesundheit zu fördern, die jedoch häufig nicht erkannt wird. Eine Chance, die jeder Mensch selbst in der Hand hat. Das ist, seine Ernährung. Ernährungsexperten betonen immer wieder, daß die Ernährung sogar die größte Chance ist, ein langes, gesundes Leben zu führen. Die PfundsKur sieht diese Chance und baut sie aus!

Worauf es ankommt

Im Grunde ist eine gesundheitsgerechte Ernährung kein „Buch mit sieben Siegeln". Und gleich vorab: Gesund-

heitsgerechte Ernährung ist nicht etwa mit Zwängen zu Körner- und Rohkost sowie mit faden Gerichten gleichzusetzen. Gesunde Kost muß schmecken, sonst hat sie keine Chance, dauerhaft einen Platz auf unserem Teller zu erobern.
Unser Schlaraffenland mit den zahllosen Supermärkten hält ein traumhaftes Lebensmittelangebot bereit. Richtig ausgewählt, und schon stimmt die Ernährung. Die Produktvielfalt hilft dabei, sich abwechslungsreich und ausgewogen zu ernähren. Die zahllosen Gemüse- und Obstsorten machen es leicht, sich kohlenhydratreiche Lebensmittel auszusuchen, die zudem noch viele Vitamine und Mineralstoffe enthalten.
Sie ahnen das Prinzip der PfundsKur: Auf die Auswahl und auf die Kombination der Lebensmittel kommt es an. Zurückhaltung wird nur bei Lebensmitteln mit vielen Fettaugen empfohlen.

Gesundheit, die schmeckt

Frisches Vollkornbrot und Vollkornbrötchen vom Bäcker, aromatische Früchte aus Deutschland und exotischen Ländern, frisches oder tiefgekühltes Gemüse, das nur kurz und knackig gegart wird, goldgelbe Kartoffeln, ein Glas leicht gekühlte, fettarme Milch oder ein erfrischender Joghurt sowie ein üppiger, bunter Salatteller, der Auge und Gaumen verwöhnt – das ist in Grundzügen die moderne Ernährung.

Denkfehler unserer Zeit

Beim Essen haben manche Menschen ein bißchen das richtige Augenmaß verloren. Sie bewerten die Qualität ihres Menüs nach der Größe der Fleischportion, sie beurteilen die Brotstulle nach der Dicke des Wurstbelags oder sie glauben ernsthaft, Milch sei nichts mehr für Erwachsene. Ohne daß viele es wissen, werden mit solchen Ernährungsgewohnheiten täglich mehr als 30 oder gar 40 Fettaugen gesammelt. Kein Wunder, daß der Stoffwechsel überfordert wird und die Figurprobleme dann zunehmen.
Normaler Blutdruck, unproblematische Verdauung, ausgeglichene Stoffwechsellage und ein solider Knochenbau bis ins hohe Alter sind unverzichtbare Forderungen für optimale Lebensqualität und langandauernde Gesundheit. Mit etwas weniger Fleisch, mit fettarmer Wurst, mit

einem sparsamen Umgang mit Salz und Zucker sowie mit einem vermehrten Verzehr von Gemüse, Obst, Salaten, Kartoffeln sowie Getreide- und Milchprodukten kann jeder seine Ernährung positiv umstellen.

An einer Hand abzuzählen

Die Botschaft der Ernährungsmedizin ist einleuchtend und klar: Fünf Lebensmittelgruppen braucht der Mensch, um sich gesund zu ernähren. Das sind Gemüse (dazu zählen wir auch die Kartoffeln), Vollkornbrot und andere Getreideprodukte, fettarme Milchprodukte, Obst und Salat. Aus jeder Gruppe sollte man täglich möglichst eine üppige Portion essen. Alle anderen Lebensmittel, die sich nicht in die genannten Gruppen einsortieren lassen, dienen nur zur „Verfeinerung" des Eßgenusses. Sie müssen nicht darauf verzichten. Doch bedenken Sie, die Menge macht's.
Wenn Sie Spaß an lustigen Tips haben, dann nehmen Sie einen Folienschreiber zur Hand, und bezeichnen Sie Ihre Fingerkuppen auf der Handinnenseite mit folgenden Buchstaben: V (Daumen), G (Zeigefinger), M (Mittelfinger), O (Ringfinger), S (kleiner Finger). V-G-M-O-S, das ist die Buchstabenformel für richtiges Essen!

■ **V-G-M-O-S**

- Das **V** steht für Vollkornprodukte, Vollkornbrot, Reis, Nudeln, Müsli und andere Getreidemischungen
- Das **G** steht für Gemüse und Kartoffeln
- Das **M** heißt fettarme Milchprodukte
- **O** bedeutet Obst
- **S** steht für Salate und Rohkost

Mit diesen Buchstaben auf Ihren Fingerkuppen können Sie unmittelbar prüfen, ob Ihre Mahlzeit vollwertig zusammengestellt ist. So sollten mindestens zwei Lebensmittelgruppen auf dem Teller präsent sein, besser noch drei Gruppen. Das ist eine einfache Methode, um richtig zu essen. Andere Lebensmittel, die in dieser 5-Finger-Formel nicht vorkommen (z. B. Fleisch, Kuchen, Süßigkeiten und alkoholische Getränke), sind zum Sattessen zu schade. In angemessenen Portionen erhöhen sie aber den Eßgenuß und tragen so zur Lebensfreude bei.

Stimmungsmacher

Eine besonders angenehme Wirkung der Kohlenhydrate ist bislang noch nicht zur Sprache gekommen. Sie heben nämlich die Stimmung und sorgen für mehr Ausgeglichenheit, ja für gute Laune.

Der amerikanische Ernährungsforscher Richard Wurtman hat diese Wirkung vor wenigen Jahren entdeckt. Das Prinzip ist ganz einfach. Im menschlichen Gehirn sorgen bestimmte Stoffe dafür, daß die Übertragung von Impulsen von Nervenleitung zu Nervenzelle funktioniert. Einer dieser „Botschafterstoffe" ist das Serotonin. Wer davon zu wenig hat, ist öfter schlecht gelaunt und leidet häufiger an Schlafstörungen. Das ist bekannt. Doch die aufregende Neuigkeit ist, daß der Rohstoff für die Produktion des Serotonins aus der Nahrung stammt. Es ist das Tryptophan. Wenn nun, so hat Professor Wurtman nachgewiesen, viel Kohlenhydrate gegessen werden, dann wird auch mehr Serotonin produziert. Die Stimmung steigt.

Diese Erkenntnis sollte Sie nun vollends von der Bedeutung der Kohlenhydrate überzeugen. Darum heißt es in dieser Woche weiter: Kontrolle der Fettaugen, und vermehrt Kohlenhydrate essen. Sie werden die Wirkung spüren, bestimmt!

Das Training geht weiter mit dem Baukasten

Sie haben nun in der letzten Woche die Rezepte des Baukastens ausprobiert. In dieser Woche gilt der Baukasten für Sie weiter. Kombinieren Sie die darin enthaltenen Gerichte nach Ihrem Geschmack. Und denken Sie bitte daran: Sie dürfen nicht hungern. Bei allen Rezeptzutaten, die einen Pfeil nach oben haben, können Sie die Mengen vergrößern, bis Sie ausreichend satt sind. Mit Zutaten, bei denen der Pfeil nach unten zeigt, sollten Sie jedoch sparsam umgehen.

Vergessen Sie nicht, sich heute noch zu wiegen und Ihr Gewicht in die Tabelle auf Seite 73 einzutragen.

5. WOCHE

Thema heute: Psychologie des Essens

Vier Wochen PfundsKur liegen hinter Ihnen. Sie müßten fast ein anderer Mensch sein. Wenn Sie sich schon auf die neue Ernährung eingestellt haben, dann dürfen Sie mit Recht stolz auf sich sein. Sie haben damit die Weichen für Ihre Zukunft und Ihre Gesundheit gestellt

Aber vieles nimmt man sich vor, und dann gibt es in der Praxis doch Schwierigkeiten und Hürden. Seien Sie also nicht enttäuscht, wenn noch nicht alles perfekt gelingt. Gerade das Essen hat im Leben des Menschen einen so hohen Stellenwert, daß es ausgesprochen schwer ist, hier neue Wege zu gehen. Ein „tolles Essen" steht bei den Deutschen an vierter Stelle aller denkbaren Lebensgenüsse. Dies zeigte eine Untersuchung. Darum halten sich die liebgewonnenen Eßgewohnheiten auch häufig oft so hartnäckig.

Auch die Seele will essen

Essen versorgt uns mit Nährstoffen, die unser Körper braucht, damit wir leistungsfähig sind und gesund bleiben. Essen wirkt aber auch auf die Psyche. Vor allem sind es dabei die Kohlenhydrate, die uns munter und gut gelaunt machen (siehe dazu auch Seite 33). Doch andererseits wirkt sich die psychische Verfassung auch auf das Eßverhalten aus. Der Kummerspeck ist ein typisches Beispiel dafür: essen aus Trost, essen, um sich selbst etwas zu gönnen. Es gibt demnach auch noch so etwas wie einen „seelischen Hunger", der selbst dann kommt, wenn der Magen gefüllt ist.

Wissen Sie immer genau, warum Sie essen wollen oder warum Sie gerade jetzt Hunger haben? Wir schlagen Ihnen dazu den PfundsKur-Test Nr. 3 (Seite 36) vor.

Steuerung von Hunger, Appetit und Sättigung

Essen und Trinken sind lebensnotwendig. Darum hat die Natur die Steuerung von Hunger und Sättigung in unserem Körper auch vielfach abgesichert. Da diese sehr kompliziert ist kommt die Wissenschaft bei der Erforschung auch nur langsam voran. So weiß man z. B., daß die Höhe des Blutzuckerspiegels (die Zuckerkonzentration im Blut) das Hunger- und Sättigungsgefühl beeinflussen kann. Ein niedriger Blutzuckerspiegel z. B. steigert den Appetit. Auch dem Fettsäuregehalt im Blut kommt eine Bedeutung zu. Die Magenfüllung spielt ebenfalls eine wichtige Rolle für das Sättigungsgefühl. Schließlich beeinflußt auch die Zusammensetzung der Nahrung (hinsichtlich Fett, Kohlenhydraten und Eiweiß) das Sättigungsgefühl, ebenso wie der Ballaststoffanteil in der Nahrung. Aber das ist noch nicht alles.

Typisch Mensch

Bei uns Menschen ist die Steuerung von Hunger- und Sättigungsgefühl komplizierter. Im Eßlabor der Universität Göttingen wurden anläßlich einer Untersuchung mehrere Personen zum Suppe-Essen eingeladen. Die Forscher servierten ihnen die Suppe in Tellern, die – ohne daß die Versuchspersonen dies ahnen konnten – trickreich verändert wurden. Durch eine Schlauchöffnung im Tellerboden floß ständig neue Suppe nach, wenn die Versuchspersonen ihre Mahlzeit löffelweise verspeisten.
Ahnen Sie bereits, was jetzt passierte? Gerade Personen mit Gewichtsproblemen bemerkten lange Zeit nicht, was für ein merkwürdiger Teller vor ihnen stand. Sie aßen weiter, ohne zunächst ein richtiges Sättigungsgefühl zu verspüren. Sie hatten sich offensichtlich angewöhnt, ihren Teller leer zu essen und erst dann satt zu sein. Darum ist es nicht empfehlenswert, Kinder zu zwingen, ständig ihren Teller leer zu essen. Das kann zur Gewohnheit werden und leicht zu Übergewicht führen.

Die Umwelt beeinflußt die Sättigung

Viele weitere Experimente bewiesen dann sehr klar: Nicht alle Menschen können sich auf ihre inneren Hunger-, Appetit- und Sättigungssignale verlassen. Ein appetitlicher Anblick des Essens erzeugt bei Ihnen tatsächlich auch Appetit. Ein voller Teller unterdrückt das Sättigungsgefühl und verführt zum Weiteressen. Sie sehen: Umweltfaktoren stören die körpereigene Regulation des Hunger- und Sättigungsgefühls.

Diäten erzeugen auch Störungen

Viele, insbesondere Frauen, leiden heute unter schweren Eßstörungen. Die Eß-Brech-Sucht z. B., eine ganz extreme Eßstörung, läßt erkennen, welche Probleme auftreten,

wenn die Kalorien rigoros beschränkt werden. Süßhunger, Heißhunger und Essen in Streßsituationen, das sind typische Symptome, die sich dann einstellen.
Gegen diese extreme Verknappung der Kalorien und Nährstoffe setzt sich der Körper zur Wehr. Wenn die betroffenen Menschen dann in eine Streßsituation kommen, verlieren sie ihre Selbstbeherrschung – die Heißhungerattacke folgt auf dem Fuße. Heute wissen wir, daß solche Eßstörungen meist durch eine extreme Reduktionsdiät ausgelöst werden, mit der versucht wird, das Körpergewicht unter die biologisch verträgliche Schranke herunterzuzwingen. Auf die inneren Signale von Appetit, Hunger oder Sättigung wird dabei nicht mehr gehört.

Behutsame, aber geschärfte Wahrnehmung

Jeder muß für sich selbst durch eine behutsame, aber geschärfte Wahrnehmung prüfen, welche Signale der Körper aussendet. Manchmal kommt der Appetit „von außen", ohne daß der Organismus nach Nahrung ruft. Manchmal bleibt die Sättigung aus, obwohl der Körper satt ist. Doch leider überhört der Mensch oft die Signale seines Körpers. Wer also seinen Appetit- und Sättigungsgefühlen nicht mehr trauen darf, muß sich im Kopf ein „Frühwarnsystem", eine persönliche Alarmanlage, zulegen. Genaues Beobachten und intensives In-sich-hinein-Horchen können hierbei sehr hilfreich sein.

Der 3. PfundsKur-Test

Mit einem kurzen Test können Sie jetzt prüfen, wie intensiv Sie Ihren Kopf beim Essen als Frühwarnsystem einsetzen müssen. Beantworten Sie zunächst die nachfolgenden Fragen zügig und spontan, indem Sie bei jeder Frage „stimmt" oder „stimmt nicht" ankreuzen.

	stimmt	stimmt nicht
– Für mich allein würde ich nicht extra kochen.	1	2
– Bei den üblichen Lebensmitteln weiß ich ungefähr über deren Kaloriengehalt Bescheid.	1	2
– In Zeitungen lese ich häufiger Ratschläge, wie man schlanker werden kann.	1	2

	stimmt	stimmt nicht
– Ich halte mich beim Essen bewußt zurück, um nicht zuzunehmen.	1	2
– In meiner Verwandtschaft (Familie) gibt es keine richtig dicken Personen.	1	2
– Ich kann nur schwer widerstehen und mich vom Essen zurückhalten, wenn ein zarter Hühnchenduft oder ein leckerer Bratwürstchengeruch an mir vorbeizieht, auch wenn ich gerade gegessen habe.	2	1
– Schon mehr als einmal habe ich eine Schlankheitsdiät gemacht.	1	2
– Während der Mahlzeit werde ich manchmal so satt, daß ich einfach nicht mehr weiteressen kann.	1	2
– Mir fällt es schwer, Essensreste übrigzulassen.	2	1
– Meistens esse ich mehr als dreimal am Tag.	1	2
– Aufregung schlägt mir meistens auf den Magen.	2	1
– Aus Erzählungen weiß ich, daß ich als Kind etwas „rundlich" war.	2	1
– Wenn kein Essen in meiner Nähe ist, brauche ich um meine schlanke Linie nicht zu bangen.	1	2
– Manchmal wünsche ich mir, daß mir ein Fachmann während des Essens sagt, daß ich schon satt bin oder daß ich noch essen darf.	1	2
– Zu den Hauptmahlzeiten esse ich eigentlich immer ungefähr gleich viel.	2	1
– In den letzten zehn Jahren hat sich mein Gewicht so gut wie nicht verändert.	2	1
– Bestimmte Lebensmittel meide ich, weil sie dick machen.	1	2
– Oft habe ich ein so starkes Hungergefühl, daß ich unbedingt etwas essen muß.	1	2
– Am Wochenende kommt es häufiger vor, daß Mahlzeiten ausfallen.	1	2
– Morgens esse ich oft wenig.	1	2
– Ich nehme mir viel Zeit zum Essen.	1	2

	stimmt	stimmt nicht
– Zu bestimmten Tageszeiten bekomme ich Hunger, weil ich mich an die Essenszeiten gewöhnt habe.	2	1
– Häufiger könnte ich mitessen, nur um den anderen Gesellschaft zu leisten.	1	2
– Wenn ich leckere Dinge sehe, möchte ich sie häufig sofort essen.	1	2
– Mein Magen kommt mir häufig wie ein Faß ohne Boden vor.	1	2
– Auf ein besonders schmackhaftes Essen kann ich mich so richtig freuen.	1	2
– Häufig beende ich mein Essen, wenn ich noch gar nicht richtig satt bin.	1	2
– Spätabends oder in der Nacht bekomme ich manchmal starken Appetit.	1	2
– Wenn ich Geld übrig hätte, würde ich mir häufiger ein „richtig gutes Essen" leisten.	1	2
– Wenn andere an meinem Tisch essen, hätte ich auch gerne etwas.	1	2
– Ich kann auch essen, ohne richtig Hunger zu haben.	1	2
– Um eine hohe Wette zu gewinnen, brächte ich es fertig, in einem Restaurant mindestens zwei ordentliche Mittagsportionen hintereinander zu essen.	1	2
– Angebrochene Packungen (z. B. eine Tafel Schokolade) kann ich gut tagelang liegen lassen, ohne sie anzurühren.	2	1
– Manchmal schmeckt es mir so gut daß ich weiteresse, auch wenn ich eigentlich schon satt bin.	1	2
– Essen ist für mich eine ziemlich gleichgültige Angelegenheit.	2	1

Bitte zählen Sie jetzt zusammen, wie häufig Sie bei diesen 35 Fragen Ihr Antwortkreuz bei 1 gemacht haben. Ihre ermittelten Punkte haben folgende Bedeutung:

weniger als 12 Punkte:

Sie haben ideale Voraussetzungen, die Tips für eine vollwertige Ernährung ohne größere Probleme in die Tat umzusetzen. Sie können sich – was Appetit und Sättigung angeht – auf die Gefühle Ihres Körpers verlassen. Die Trainingsaufgaben dieser Woche sind für Sie eigentlich nicht wichtig.

12 bis 17 Punkte:
Gelegentlich sollten Sie Ihre Appetitgefühle in kulinarisch „verführerischen" Situationen kritisch betrachten. Auch Ihr Sättigungsgefühl ist nicht so deutlich ausgeprägt. Daher kann es sinnvoll sein, sich beim Essen genauer zu beobachten und in sich hineinzuhorchen. Beherzigen Sie die Trainingsaufgaben dieser Woche.

17 bis 23 Punkte:
Sie haben es nicht ganz leicht, Ihr Eßverhalten gegen so manche störende Einflüsse durchzusetzen. Die relativ hohe Punktzahl läßt erkennen, daß Sie sich bemühen, kontrolliert zu essen, daß Ihre Zielsetzungen andererseits aber durchkreuzt werden. Sie sollten die Trainigsaufgaben dieser 5. Woche beherzigen. Vor allem: Vermeiden Sie Hungerzustände. Essen Sie, wie besprochen viele Kohlenhydrate (stärkereiche Lebensmittel) und wenig Fett.

über 23 Punkte:
Ihre Eßsituation ist wirklich sehr schwierig, da die Regulation Ihrer Appetit- und Sättigungsgefühle durch Umweltfaktoren erheblich gestört wird. Ihnen machen bestimmte Signale in der Umwelt Appetit. Ihr Sättigungsgefühl kommt zu spät. Versuchen Sie, die Trainingsaufgaben dieser Woche durchzuführen. Sorgen Sie dafür, daß Sie viele kohlenhydrathaltige Lebensmittel essen, so daß Sie nicht hungrig sind, wenn Sie einmal in kritische Situationen kommen.

Vorschläge für ein psychologisches Eßtraining

- Essen Sie ganz langsam, und erleben Sie, wie sich langsam ein Sättigungsgefühl entwickelt. Stoppen Sie das Essen unmittelbar dann, wenn Sie satt werden. Überessen Sie sich nicht.
- Konzentrieren Sie sich beim Essen auf den Geschmack. Vermeiden Sie alle ablenkenden Nebenbeschäftigungen wie Fernsehen, Lesen etc.
- Bereiten Sie sich zu Hause Ihre Essensportionen zunächst in der Küche fertig zu. Dann räumen Sie alle Zutaten weg und nehmen nur Ihren Essensteller mit. So

wird Ihr Appetit nicht durch ein Überangebot auf dem Tisch ständig erneut angeregt.

- Geben Sie bestimmten Eßgelüsten sofort nach. Aber aktivieren Sie nicht Ihr schlechtes Gewissen. Das steigert den Streß und verführt zum Essen zu großer Mengen.
- Bei Süßhunger: Genießen Sie fettfreie Süßigkeiten in Maßen. Versuchen Sie nicht, durch Verzicht gegen den Süßhunger anzugehen. Das geht meist schief, und Sie essen dann um so mehr, ohne es eigentlich zu wollen.

Das Training in der 5. Woche

Auch diese Woche gilt noch der Baukasten mit den Rezepten für Frühstück, Mittag-, und Abendessen sowie für die Zwischenmahlzeiten. Stellen Sie sich daher Ihre Mahlzeiten weiterhin so zusammen, wie Sie es in den letzten zwei Wochen gemacht haben. Nutzen Sie die Kombinationsmöglichkeiten, damit Ihr Essen abwechslungsreich bleibt. Vergessen Sie auch nicht, ausreichend zu trinken (bis zu 2 l am Tag).

Die 5. Woche ist die letzte, in der Ihr Eßverhalten so streng durch den Baukasten festgelegt wird. Danach haben Sie eine gute Basis und ausreichend Erfahrung, um eigene Gerichte auszuwählen, die für Sie geeignet sind.

Denken Sie noch daran, Ihr Gewicht in die Tabelle auf Seite 73 einzutragen. Sie müßten jetzt ungefähr die Hälfte von dem abgenommen haben, was Sie mit dem Test der 2. Woche (Seite 23) ausgerechnet hatten. Wenn Sie bereits mehr abgenommen haben, wäre es ganz sinnvoll, die Portionen diese Woche ein wenig größer zu halten.

6. WOCHE

Thema heute: Kummerspeck, ein Streßproblem?

Das Leben von Frau M.

Schauen wir uns die folgende (erfundene, aber nicht untypische) Geschichte von Frau Meyer (Hausfrau, 48 Jahre, mit einem erfolgreichen Mann verheiratet, drei fast erwachsene Kinder) einmal genauer an.

Die schlanke Frau Meyer bekam mit 24 Jahren ihre erste Tochter. Mit einer Zeitschriftendiät ging sie gegen einige unliebsamen Nachschwangerschaftskilos vor. In Gesellschaft ihres Mannes glänzte sie, modisch perfekt gekleidet und von der Figur her ideal dem neuen Schlankheitstrend der Republik angepaßt. Im Laufe der Jahre nahm die Arbeitsbelastung ihres Mannes zu; ihre auch, denn sie erzog inzwischen zwei Töchter und windelte den jüngsten Sohn.

Schlanke Verpflichtung

Mit 35 Jahren kleidete sie sich bewußt und sorgfältig, denn bei Konfektionsgröße 42 galt ihr Augenmerk besonders einer Mode, die schlank macht. Sie verbringt mehr und mehr Zeit zu Hause, vor allem auch die Abende, wenn ihr Mann nicht da ist, denn die Kinder müssen gehütet werden. Große Angst hat Frau M. vor der Waage im Badezimmer. Inzwischen sind es fast 70 kg, die ihr morgens einen gehörigen Schrecken für den ganzen Tag einjagen.

Essen als Bewältigung des Lebens

Mit dunklen Ahnungen verabschiedet sie wenige Jahre später ihren Mann am Flughafen, als er auf eine mehrmonatige Auslandsreise geht. Ihre Kinder sind selbständig. Frau M. ist jetzt häufig allein. Ihr Alltag: einkaufen, Essen kochen, Haushalt, Sorge um ihren Mann, der in den USA ist, Hoffnungen, Befürchtungen. Sie entdeckt jetzt ihre „alte Liebe" zu Pralinen (die sie eine Sünde nennt) wieder. Streß auf der Waage, die sie bald nicht mehr betritt. Zur Beruhigung ißt sie weiter, mit schlechtem Gewissen. Aber sie fühlt sich ihrem Eßdrang machtlos ausgeliefert. Essen, essen, essen und sich nicht dagegen wehren können.

Kummerspeck – aus der Sicht der Wissenschaft

Kummerspeck gibt es wirklich! Untersuchungen an freiwilligen Personen im Eßlabor zeigen eindeutig, daß etwa 35% aller Frauen mit Diäterfahrung unter Streß zu Appetitsteigerung neigen. Inzwischen – so lassen neuere Umfragen in der Bundesrepublik Deutschland erkennen – leiden auch immer mehr Männer in Belastungssituationen unter dem kaum kontrollierbaren Appetit. Übrigens reagieren Kinder (bis zu 6 Jahren) im Streß ausnahmslos mit Appetitverlust! Das ist die normale Reaktion, die auch der Volksmund kennt: Streß schlägt auf den Magen. Doch bei vielen Menschen passiert durch Streß genau das Gegenteil. Wir wollen versuchen, die Ursachen dafür zu ergründen. Als Erklärung für dieses Verhalten bieten sich vor allem zwei Denkmöglichkeiten an.

1. Theorie

Erziehungseinflüsse könnten eine Rolle spielen, wenn bereits in Kinderjahren Trost und Zuspruch durch Kekse und Schokolade ersetzt wurden. Dann wird verlernt, zwischen Hunger durch psychisches Unwohlsein und echtem Hunger zu unterscheiden. Das „Abgespeistwerden" im Kindesalter kann im Erwachsenenalter dazu führen, daß es bei Lebensenttäuschungen zu einem „Trostverhalten" in Form eines gesteigerten Appetits kommt.

2. Theorie

Wenn Frauen, wie in unserem Beispiel den altersbedingten Anstieg des Körpergewichts ängstlich durch Kalorienkontrolle und Diäten vermeiden wollen, arbeiten sie gegen natürliche Entwicklungen. Die psychische Kraft für diese ständige Kontrolle wird durch Streß geschwächt. Der Körper verlangt dann nach (süßen) Kalorien und setzt sich durch, weil die Selbstkontrolle unter der seelischen Belastung nicht mehr aufrechterhalten werden kann.

Fazit

Es spricht manches dafür, daß die zweite Theorie stimmt. Die Erforschung schwerer Eßstörungen (z. B. der Eß-Brech-Sucht) gibt dafür Anhaltspunkte. Die Heißhungerattacken, unter denen Patienten mit Eß-Brech-Sucht leiden, treten nämlich zumeist in Streßsituationen auf. Untersuchungen, die Menschen danach befragt haben, ob sie als Kind mit Essen belohnt oder getröstet wurden, zeigten, daß solche Erfahrungen später nicht zu einem gesteigerten Eßverhalten führen müssen.

Wieder entdeckt: die Hungerstudie

Sie war schon ganz in Vergessenheit geraten, die heute wieder oft zitierte Studie von Professor Ancel Keys, einem berühmten amerikanischen Ernährungsforscher. Er führte ein einzigartiges Hungerexperiment mit 36 jungen gesunden Männern durch. Nach 3 Monaten Versuchszeit, in der die Männer wie gewohnt aßen, verringerte er die Kalorienzuteilung bei jedem um 50%! Das, was in Deutschland FdH (Friß die Hälfte) genannt wird, mußten diese Versuchspersonen ein halbes Jahr lang „durchleben".
Diese Hungerkur führte bei allen Männern sehr rasch zu den heute bekannten Störungen – so auch zu streßbedingtem, übermäßigem Essen. Es ist daher anzunehmen, daß Menschen, die sich zu „knapp" ernähren, solche Eßstörungen in Kauf nehmen müssen.

Das Set-Point-Gewicht

Die Wissenschaft nimmt heute an, daß das Gewicht eines Menschen durch Erbanlagen auf ein individuelles Niveau eingependelt wird. Dieses „biologische Gleichgewicht" wird „Set-Point" genannt. Die in der 2. Woche beschriebene Studie von Professor Bouchard mit den eineiigen Zwillingen, die täglich 1000 Extra-Kalorien essen mußten (Seite 18), weist auch in diese Richtung.
Wenn der Körper nun versucht, sein Set-Point-Gewicht zu halten, dann wehrt er sich gegen eine Gewichtsabnahme. So gibt es die schon besprochenen körperlichen Reaktionen: Der Organismus spart Energie, er senkt den Grundumsatz ab (siehe auch Seite 26). Natürlich mit dem Ziel, einer Gewichtsabnahme (letztendlich dem Verhungern) vorzubeugen.

Die hausgemachte Zwickmühle

Und das sind die Folgen des Hungers: gesteigertes Appetitgefühl und ausbleibende Sättigung. Und in Streßsituationen bahnt sich der Eßdrang seinen Weg. Der Mensch im Streß ist mit so vielen Dingen belastet, daß er nicht mehr die Kraft hat, gegen das gesteigerte Eßbedürfnis anzugehen.
So bringen sich viele Menschen, die abnehmen wollen, in eine wahre Zwickmühle. Je weiter sie ihr Gewicht unter

das „biologische Gleichgewicht" (den Set-Point) bringen, um so intensiver müssen sie mit dem Kopf ihr Eßverhalten steuern. Bei allen Blitz- und Crashdiäten werden durch die extreme Kost sehr schnell solche Gegenreaktionen ausgelöst. Wir sprachen ja bereits darüber (Seite 26).
Aber auch beim langsamen Abnehmen ist es nicht auszuschließen, daß die Kontrolle des Eßverhaltens durch den Kopf immer stärker eingesetzt werden muß. Wahrscheinlich wird das Störmanöver des Körpers um so heftiger, je weiter und je schneller sich jemand unter sein biologisches Gleichgewicht bringt. Streß ist jedenfalls ein Faktor, der die „Kopfkontrolle" ganz oder teilweise außer Kraft setzt. Darum rät die PfundsKur so nachhaltig, mengenmäßig ausreichend zu essen, damit die riskanten Hungergefühle gar nicht erst aufkommen. Auch der Verzehr von sehr kohlenhydrathaltigen, stärkereichen Lebensmitteln ist eine Gegenmaßnahme, daß Heißhunger nicht entsteht. Dennoch, solange Streß besteht und den Menschen unter Druck setzt, wird auch das Eßverhalten in Mitleidenschaft gezogen. Ein Teufelskreis kann sich aufbauen, denn oft löst das vermehrte Essen bei Streß Schuldgefühle aus, weil man sich selbst für das ungewollte Essen in die Verantwortung nimmt. Und Schuldgefühle sind neuer Streß.

Ist Streß vermeidbar?

Nein, nicht immer, aber man kann den Umgang mit Streß üben. Streßbewältigung schafft ein spannungsfreieres Leben. Ein guter Streßmanager verarbeitet ihn so, daß dieser ihn nicht mehr überwältigt. Haben Sie schon intensiv darüber nachgedacht, wie oft und wie stark Sie Streß ausgesetzt sind? Was ist das eigentlich genau, Streß? Jeder kennt das Wort und jeder klagt darüber. Machen Sie doch einfach den PfundsKur-Streßtest.

Der PfundsKur-Streßtest

Beurteilen Sie bei jeder Aussage, ob sie auf Sie zutrifft (stimmt) oder nicht (stimmt nicht).

	stimmt	stimmt nicht
1) Ich erlebe fast täglich eine Situation, in der ich nicht weiß, wie ich reagieren soll.	☐	☐
2) Ich denke oft an Dinge, die mir richtig angst machen.	☐	☐

	stimmt	stimmt nicht
3) Ich versuche meistens das zu machen, was von mir erwartet wird.	☐	☐
4) Oft weiß ich nicht, wie ich alle meine Aufgaben überhaupt schaffen soll.	☐	☐
5) Mein Umfeld verlangt von mir ein schnelleres Tempo als ich es gewohnt bin.	☐	☐
6) Häufig leide ich unter Langeweile und finde nichts, was mich interessiert.	☐	☐
7) Oft sind es Kleinigkeiten, die mich „in Rage" bringen.	☐	☐
8) Die Dummheit anderer Menschen ärgert mich maßlos.	☐	☐
9) Ich fühle mich häufig unter Druck gesetzt, weil andere von mir etwas verlangen, was ich selbst eigentlich nicht will.	☐	☐
10) Ich habe kaum mehr Zeit für mich selbst.	☐	☐
11) Der Egoismus anderer Menschen hat mich schon oft tief enttäuscht.	☐	☐
12) Oft zweifle ich daran, ob ich das leisten kann, was von mir verlangt wird.	☐	☐
13) Viel zu häufig weiß ich nichts mit mir anzufangen.	☐	☐

Ergebnis zum Nachdenken

Wenn Sie bei diesen 13 Fragen häufig „stimmt" angekreuzt haben, dann leiden Sie tatsächlich unter großem Streß. Sind sogar mehr als neun Kreuze bei „stimmt", dann rate ich Ihnen dringend, ein Streßbewältigungsseminar zu besuchen (z. B. bei Volkshochschulen, Krankenkassen oder Psychologen). Sie können dadurch Ihre Lebensqualität entscheidend verbessern.

Haben Sie jedoch mehrmals energisch ein „stimmt nicht" angekreuzt, dann ist das gut. Aber trotzdem ist jedes Kreuz, das bei „stimmt" steht, zuviel. Nutzen Sie die PfundsKur-Zeit, um darüber nachzudenken, wie Sie Ihren Streß besser bewältigen können. Denn wie wollen Sie ausgewogen essen, wen Ihr Leben nicht gleichfalls, im übertragenen Sinne, ausgewogen abläuft?

Was tun gegen Streß?

Es gibt Streßsituationen, da weiß man nicht, wo man zuerst anfangen soll. Zeitdruck, zuviel auf einmal – das sind die Gründe, warum es dazu kommt. Man ist zu stark gefordert (Testaussage 4,5 und 10). Es gibt aber auch Streß, da weiß man nicht, wie man eine Aufgabe lösen kann. Man ist überfordert, zweifelt an seinen Fähigkeiten und traut sich dann bald nichts mehr zu (Testaussage 1 und 12). Wer unter solchen Streßbedingungen leidet, muß dafür sorgen, daß sich die Verhältnisse ändern. Denn auch wenn man versucht, die Umstände hinzunehmen, bleiben die Anforderungen, die nicht zu leisten sind, dennoch bestehen. Manchmal muß man dafür, daß die Verhältnisse sich ändern, auch z. B. finanzielle Nachteile in Kauf nehmen. Die Beurteilung, wieviel einem der permanente Streß im wahrsten Sinne des Wortes wert ist, muß jeder selbst vornehmen.

Es gibt auch Streß, der sich aufbaut, weil man blockiert ist. Langeweile zählt z. B. dazu (Testaussage 6 und 13). Mancher Streß wird nur im Kopf ausgelöst. Erst durch die eigene (meist negative) Bewertung wird ein Sachverhalt plötzlich zum Streß (Testaussage 2, 7, 8 und 11). Wiederum eine andere Form von Streß entsteht dadurch, daß man nicht „nein" sagen kann (Testaussage 3 und 9). Wenn Ihnen diese drei Streßarten Probleme bereiten, dann können Sie sich selbst helfen.

Streß – ist oft hausgemacht

Da erspäht ein anderer Autofahrer gerade die Parklücke, die Sie sich schon in Gedanken reserviert hatten, und fährt hinein. Sie geraten unter Streß, werden wütend, ärgerlich und aggressiv. Was ist geschehen? Wer löst hier Streß aus? Der Streß wird in Ihrem Kopf ausgelöst. Es ist nicht der andere Autofahrer, der Sie streßt. Womöglich hat er gar nicht bemerkt, daß er Ihnen die Parklücke gestohlen hat. Sie selbst sind es, der sich streßt! Man sagt daher auch völlig zu recht: „Ich rege mich auf."

Der PfundsKur-Tip für solche und ähnliche Situationen: Fragen Sie sich, warum Sie gerade dabei sind, sich selbst Streß zu machen. Wenn Sie darüber nachdenken, baut das den Streß ab. Es sei denn, Sie haben wirklich Lust, sich selbst zu ärgern. Probieren Sie das einfach einmal aus.

Die anderen

Eine riesige Streßquelle ist die ängstliche Vorstellung, was „die anderen wohl von mir erwarten". Diese Vorstellung erzeugt Druck. Ein kleines Gedankenspiel: Stellen Sie sich einmal vor, jeder Mensch macht genau das, was der andere von ihm erwartet. Unter dem Strich könnte dann gleich jeder das selbst machen, was er von sich erwartet. Logisch? Es ist ein bißchen zu einfach, so zu denken. Die Amerikaner z. B. gehen in der Regel höflich und freundlich miteinander um, aber sie haben gelernt, ihre eigenen Bedürfnisse in die Tat umzusetzen. Wenn das nicht funktioniert, wird es besprochen.

- **Ich bin nicht auf der Welt, um so zu sein, wie andere mich haben wollen!**

Wenn Sie über diesen Satz richtig nachdenken, wird Ihnen manche Entscheidung leichter fallen. Wir dürfen Egoismus und Selbstverantwortung nicht verwechseln. Auch für Ihre Freunde und Bekannte sind Sie nur dann ein interessanter, aktiver Partner, wenn Sie zufrieden sind, sagen, was Sie möchten und selbstverantwortlich handeln.

Verpflichtung sich selbst gegenüber

Meinungsverschiedenheiten, Konflikte und Streit sind keine Katastrophen, sie gehören zum Leben dazu. Entscheidend ist nur, wie sie ausgetragen werden. Egoisten handeln zum Nachteil anderer. Selbstverantwortliches Handeln hingegen versucht, die eigenen Bedürfnisse im Leben zu realisieren. Dazu hat jeder das Recht, ja, sogar die Verpflichtung sich selbst gegenüber. Wenn Sie das auch so sehen, dann werden Sie es leichter ertragen können, wenn Ihr Partner aus seiner Sicht Kritik übt. Das wird dann nicht zum Streß, sondern zum partnerschaftlichen Gespräch über die Motive Ihres Handelns.

Der Wert des Ichs

Ich traue mich nicht. Nein, das geht nicht. Was dann wohl passiert? Alles Gedanken, die Streß auslösen. Eine Grundregel sagt, daß die unliebsamen Ereignisse, die in Gedanken befürchtet werden, gar nicht eintreffen würden, würde man sich nur trauen zu handeln. Darum der PfundsKur-Tip: Testen Sie die Realität. Zwei Vorschläge für das Experiment mit sich selbst. Prüfen Sie in der Praxis, was denn wirklich passiert, wenn Sie sich einmal etwas trauen. Das macht Mut, baut Streß ab und erhöht den Wert des eigenen Ichs.

Darf es etwas mehr sein?

Schwenken wir wieder einmal auf den Ernährungskurs ein. Bestehen Sie beispielsweise an der Käse- oder Fleischtheke darauf, daß die von Ihnen gewünschte Mengenangabe eingehalten wird. Lassen Sie nur 10% Abweichung zu. Also, Sie bestellen „ein Viertel" fettarme Leberwurst. Das heißt, Sie möchten 125 g. Wenn nun das Stück mit 160 g auf der Waage liegt und die berühmte Frage kommt: „Darf es auch etwas mehr sein", dann sagen Sie ganz einfach: „Nein." Sind Sie übrigens schon einmal gefragt worden, ob es auch etwas weniger sein darf? Da scheint System dahinter zu sein. Darum haben Sie das Recht, nein zu sagen!

Die gefallen mir alle nicht

Lassen Sie sich im Schuhgeschäft 5, 10 oder gar 15 Paar Schuhe zeigen (die Menge kommt auf Ihren Mut an). Egal, wie gut die Schuhe passen und wie eindringlich die Verkäuferin Ihnen zuredet, Sie sagen: „Die gefallen mir alle nicht", und kaufen nichts. Wenn Sie diese Aufgabe in der schwersten Stufe mit 15 Paar vollbringen (ohne Herzklopfen, ohne Streß), dann haben Sie wirklich gut gelernt, Ihre Bedürfnisse durchzusetzen.

Trainingstips für die 6. Woche

In der 6. Woche werden Sie in Sachen Essen und Trinken neue Erfahrungen sammeln können. Bisher orientierten Sie sich am Baukasten und wählten daraus Ihre Speisekombinationen aus. Jetzt können Sie mehr Eigenverantwortung übernehmen, denn Sie dürfen und sollten auch Gerichte Ihrer Wahl in den Speiseplan aufnehmen. Wichtig ist jedoch: Bestimmen Sie die Fettaugen. Dazu dient die Fettaugentabelle. Sie haben ja aus der ersten Woche bereits Übung, die Fettaugen zu zählen.
In der 6. Woche liegt die Fettaugengrenze bei 20, d. h. pro Tag sollten 20 Fettaugen möglichst nicht überschritten werden. Das ist manchmal schwierig. Darum ist im PfundsKur-Prinzip ein Ausgleich an Fettpunkten über mehrere Tage hinweg möglich. Die Tabelle auf Seite 49 hilft Ihnen bei der „Buchführung". Wenn Sie an einem Tag mehr als 20 Fettaugen gegessen haben, müssen die

überzähligen an den folgenden Tagen wieder eingespart werden. Andererseits können Sie sich aber auch ein „Guthaben" bei den Fettaugen schaffen. Nach der gesamten 6. Trainingswoche muß Ihre Fettaugenbilanz bei genau 140 Fettaugen aufgehen – das ist Ehrensache.

Fettaugenbilanz für die 6. Woche

	Strichliste Fettaugen	gegessene Fettaugen	Fettaugen-Soll	Fettaugen-Differenz
Beispiel	卌卌卌卌 III	23	20	+3
Montag			20	
Dienstag			20	
Mittwoch			20	
Donnerstag			20	
Freitag			20	
Samstag			20	
Sonntag			20	
6. Woche gesamt		140	140	0

7. WOCHE

Thema heute: Jeder stellt sich selbst seine Falle

Heute geht es um eine brandneue, aber ganz wichtige Erkenntnis der Verhaltensforschung. Kleiden wir sie einmal in eine Denksportaufgabe, mit der Sie testen können, ob Sie ein guter Forscher sind!

Die Geschichte vom „gezügelten" und „ungezügelten Esser"

Es begann im kanadischen Toronto. Mehrere Menschen machten sich dort auf den Weg zum psychologischen Institut der Universität. Dr. Peter Herman hatte diese Versuchspersonen zu einem Eßtest eingeladen.

Was wollte Dr. Herman wissen? Er hatte festgestellt, daß Menschen ihre Essensmenge in unterschiedlichem Maße kontrollieren. Manche essen nach dem Appetit- und Sättigungsprinzip. Er nannte sie die „ungezügelten Esser". Dann gibt es Menschen, die eigentlich immer darauf bedacht sind, nicht zuviel zu essen. Sie zählen Kalorien, nehmen sich extra kleine Portionen, lassen Mahlzeiten ausfallen, denken ständig an ihr Gewicht und hören auf zu essen, lange bevor sie satt sind. Kurzum: Das sind die „gezügelten Esser".

Durch einen Vorabtest (Fragebogen) hatte Dr. Herman die eingeladenen Personen in „gezügelte" und „ungezügelte Esser" einteilen können. An jenem Tag kamen also Menschen aus beiden Gruppen. Zur Begrüßung reichte der Wissenschaftler seinen Gästen einen Milchshake, dann begann das Experiment. Es gab Unmengen von Eiscreme in vielen Geschmacksrichtungen. Die Versuchspersonen wurden gebeten, diese Eiscreme zu verkosten. Wenn sie einen sicheren Geschmackseindruck gewonnen hatten, sollten sie eine Zensur für den Geschmack vergeben.

Das Ergebnis der Untersuchung war alles andere als erwartet. Die Versuchspersonen konnten soviel Eiscreme vernaschen, wie sie wollten. Und das taten die „gezügelten Esser" auch kräftig. Sie aßen fast doppelt soviel Eis wie die „ungezügelten Esser". Große Aufregung im Forscherteam. Da hatte man einen Fragebogen entwickelt, der dazu diente, zwischen gezügelten und ungezügelten

Essern zu unterscheiden, doch läßt man die Versuchspersonen an die Eiscremetöpfe, dann wird das frühere Ergebnis auf den Kopf gestellt. Diejenigen, die sich laut Testfragen beim Essen zurückhalten, langten bei der Eiscreme kräftig zu. Und jene, die angaben, spontan zu essen, hielten sich beim Eisessen zurück.

Des Rätsels Lösung

Dr. Herman, zunächst ratlos, wiederholte das Experiment. Allerdings verzichtete er jetzt darauf, seinen Versuchspersonen zuvor einen Milchshake zu servieren. Ahnen Sie, was jetzt geschah? Genau, nun hielten sich die „gezügelten Esser" zurück, während die „ungezügelten Esser" kräftig zulangten. Offenbar spielte der Milchshake die entscheidende Rolle. Das ist Ihre Denksportaufgabe: Warum hängt alles am Milchshake?

Die Auflösung

Versetzen Sie sich einmal in die Situation eines „gezügelten Essers." (Vielleicht sind Sie selbst ja auch einer?) Diese Menschen versuchen doch ständig, ihre Nahrungsaufnahme in Grenzen zu halten. Und nun reicht ihnen ein freundlicher Wissenschaftler einen sahnigen Milchshake mit offenbar vielen Kalorien. „Im Dienste der Wissenschaft" akzeptieren sie ihn und sagen sich: „Und jetzt ist es auch egal. Mit dem Milchshake bin ich sowieso schon über meiner Kaloriengrenze!" Einmal über die selbst gesetzten Verbote hinweggehandelt, erlauben sie sich dann, soviel Eiscreme genüßlich zu verkosten, bis sie wirklich satt sind. Das aber kommt bei „gezügelten Essern" sonst kaum vor.

Die „ungezügelten Esser" orientierten sich am Sättigungssignal. Durch den Milchshake war ihr Hunger bereits etwas gestillt, so daß sie im anschließenden Test entsprechend weniger Eiscreme aßen. Als der Milchshake wegfiel, verkosteten sie aber mehr Eiscreme.

Das Phänomen, daß erst recht viel gegessen wird, wenn man eine bestimmte Eß-Hemmschwelle überschritten hat, wollen wir „Vorsatz-Crash" nennen. Der Vorsatz, wenig zu essen, bricht wie ein Staudamm zusammen, und die Flut (sprich, der Appetit) bahnt sich ihren Weg.

Schlußfolgerung für die Praxis

Kennen Sie die folgenden Gedanken: Ab morgen esse ich nichts Süßes mehr. Ich werde nie mehr ein Stück Torte anrühren. Ich trinke keinen Schluck Alkohol mehr. Von jetzt an gibt es nie mehr Bratkartoffeln. Niemals rühre ich wieder eine Praline an. Schwäbischer Kartoffelsalat (mit Speck und Fett zubereitet) kommt mir nicht mehr auf den Tisch. Ab jetzt werde ich kein Pfund mehr zunehmen. Solche festen Vorsätze, in denen man streng zu sich selbst sein will, sind, wie wir jetzt wissen, eine große Gefahr. Sie führen über kurz oder lang zum Crash! Die Vorsätze erscheinen zwar logisch, wir Menschen jedoch reagieren psycho-logisch. Wir sind viel zu streng mit uns. Und nach dem Crash stehen wir vor dem Scherbenhaufen, leiden unter Schuldgefühlen und sind ärgerlich auf uns selbst.

Die 1. Falle

Hand aufs Herz: Ist Ihnen so ein Crash nicht auch schon einmal passiert? Jetzt wissen Sie, wie es dazu kommt. In dem Moment, in dem Ihr Kopf einen solch absoluten Vorsatz faßt, ist dieser bereits zum Scheitern verurteilt. Damit ist die erste Falle beschrieben, die wir Menschen uns selbst stellen. Das PfundsKur-Prinzip ist daher:

- **Wir gehen mit uns selbst menschlicher um!**

Vergessen Sie alle Worte wie nie, niemals, ab sofort, 100%, nie wieder, nichts und ähnliche absolut strenge Grenzpflöcke, die mit Worten eingerammt werden.
Setzen Sie sich kleine, leichter zu erreichende Ziele, Ziele, die Ihnen noch Spielraum lassen. Hier einige Beispiele für solch eine flexible Selbstkontrolle:

- Ich werde in der nächsten Woche mit einer Tafel Schokolade auskommen.
- Ich versuche, im kommenden Monat nur dreimal schwäbischen Kartoffelsalat (mit Speck und Fett) zu essen. Aber nur dann, wenn ich richtig Appetit darauf habe.
- Bei den nächsten drei Einladungen versuche ich , insgesamt nicht mehr als vier Stücke Kuchen zu essen.

Der Göttinger Psychologe Dr. Westenhöfer konnte beweisen, daß Menschen ihr Eßverhalten nur dann dauerhaft in den Griff bekommen, wenn sie sich flexible Grenzen setzen. Er konnte sogar zeigen, daß harte Vorsätze die Probleme mit dem Eßverhalten vergrößern. Die konsequenten eigenen Zielsetzungen sind zu einem großen Teil auch Ursachen für die Entstehung von schweren Eßstörungen (z. B. der Eß-Brech-Sucht). Die daran leidenden Menschen halten sich rigoros an ihre karge Diät, bis sie ihre Vorsätze dann aus irgendeinem Grund nicht mehr halten können und einen heftigen „Freßanfall" bekommen.

Die 2. Falle

Es gibt eine weitere Falle, die sich Menschen (insbesondere beim Abnehmen) immer wieder selbst stellen, und in die sie dann prompt „hineintappen".
Beispiel: Da ist die Sondertheke im Supermarkt, nahe der Kasse. Ein Schokoladenberg ist aufgetürmt. „Zehn Tafeln für DM 7,99" verkündet das unübersehbare riesige Preisschild. Das ist billig, denkt man. Schokolade kann man gut auf Vorrat kaufen, für einen Kinderbesuch oder für die Freundin, die so gerne nascht. Man muß ja etwas anzubieten haben. Und zehn Tafeln Schokolade zu solch einem Preis. Es wird zugegriffen, und die Falle ist aufgestellt. Fortan lauern nämlich 5300 preiswerte Schokoladenkalorien in der Wohnung, die eine permanente Verführung darstellen. Und das nur, weil sie als Sonderangebot gekauft wurden.
Denken Sie daher beim Einkauf: Was im Haus ist, wird gegessen. Kaufen Sie nur die Lebensmittel die Sie auch wirklich für die nächsten Tage benötigen. Wenn die „Verführer" so nicht griffbereit zur Verfügung stehen, bekommen Sie auch gar keinen Appetit darauf.

Die 3. Falle

Natürlich ist es schwierig, beim Kochen haargenau abzuschätzen, wieviel jeder später essen wird. Oft wird dann eher etwas großzügiger verfahren, und schon ist eine wunderhübsche, appetitliche Falle aufgestellt. „Wer opfert sich für die Reste? Dies bißchen Fleisch, zu schade zum Wegwerfen! Der schöne Pudding, der schmeckt morgen nicht mehr." Kommen Ihnen solche oder ähnliche Sätze nicht bekannt vor?
Dann sollten Sie sich selbst ins Gewissen reden. Jeder überflüssige Bissen, den Sie essen, nur weil noch Reste übrig sind, ist ein Bissen zuviel. Sie schaden sich, weil Sie gegen Ihre eigenen Vorsätze arbeiten. Sie möchten abnehmen, doch mit solchen Restebissen durchkreuzen Sie diesen Wunsch.

Wenn Sie, was verständlich ist, Lebensmittel nicht wegwerfen wollen, dann stellen Sie sie in den Kühlschrank, oder frieren Sie sie ein. Aber essen Sie nichts, nur weil es ein Rest ist. Übrigens, ganz kluge Menschen kochen immer ein bißchen weniger. Es ist viel angenehmer, mit einem kleinen Restappetit vom Tisch aufzustehen, als das Sättigungsgefühl bis hin zum Völlegefühl zu strapazieren.

Trainingsregeln für die Zukunft

1. Regel

Wir ersticken in Lebensmitteln. Trotzdem essen viele Menschen ganz unbewußt nach alten Regeln aus der Notzeit und aus Hungerjahren. 35% der Mütter beispielsweise verlangen, daß ihre Kinder den Teller leer essen. 80% der Mütter bestimmen „Es wird gegessen, was auf den Tisch kommt.“ Das sind alte Zöpfe, die nur in Notzeiten galten. Im heutigen Schlaraffenland müssen wir ganz anders essen, damit wir nicht dick werden und Eßprobleme bekommen. Halten Sie sich daher an die moderne Eßregel:

- **Ab heute esse ich nichts mehr, was mir nicht richtig schmeckt.**

Ganz wichtig: Wenn Sie sich dabei ertappen, daß Sie etwas im Mund haben, was Ihnen nicht richtig schmeckt, dann stecken Sie ein Zweimarkstück in ein Sparschwein. Das schärft das Bewußtsein, und je dicker das Sparschwein wird, um so schlanker werden Sie.

2. Regel

Früher, als Schmalhans Küchenmeister war, wurde jeder Teller leer gegessen. Kennen Sie das noch? Darum halten Sie sich an die Trainingsregel Nr. 2:

- **Ich lasse ganz bewußt Reste auf meinem Teller und versuche, auf mein inneres Sättigungsgefühl zu hören.**

So trainieren Sie, daß nicht die Tellergröße darüber bestimmt, wieviel Sie essen, sondern Sie selbst.

3. Regel

Wenn erst Heißhunger aufkommt, werden schnell gute Vorsätze fallengelassen. Alles, was zur Verfügung steht, wird dann wahllos verschlungen. Darum die Trainingsregel Nr. 3:

- **Wenn ich den „kleinen Hunger" verspüre, esse ich eine Kleinigkeit. Ich warte nicht ab, bis mich der Heißhunger überfällt.**

4. Regel
Tausende von Gelegenheiten verleiten zum Essen, z. B. Sonderangebote, Einladungen bei Freunden, Langeweile und Trost sowie Aufregung und Streß. Da kommt es schon vor, daß zugelangt wird, auch wenn man gerade keinen Hunger hat. Man versorgt seinen Körper mit überflüssigen Kalorien, die er gar nicht angefordert hat. Die Folge: drohendes Übergewicht. Daher die Trainingsregel Nr. 4:

- **Ich werde nichts mehr essen, wenn ich keinen Appetit habe.**

Wenn Sie sich ertappen, daß Sie ohne Appetit essen, stecken Sie zwei Mark ins Sparschwein! Damit das Schwein dicker wird und nicht Sie.

Eßprogramm für die 7. Woche

Jetzt geht es darum, die Trainingsregeln in die Tat umzusetzen. Wir empfehlen Ihnen, sich mehr und mehr von dem Eßbaukasten zu lösen. Wählen Sie in der 7. Woche nun Speisen nach Ihrem Geschmack aus, denn Sie sollen nur essen, was Ihnen auch schmeckt. Natürlich können Sie sich immer noch von den Rezepten des Baukastens anregen lassen. Aber es ist wichtig, daß Sie lernen, selbst Gerichte zu finden, die Ihnen schmecken und die aber trotzdem wenig Fettaugen enthalten. Auch die Vorschläge der Meisterköche aus dem Begleitbuch zur PfundsKur („Das PfundsKur-Kochbuch", ebenfalls beim FALKEN Verlag erschienen) liefern Ihnen Anregungen. Wichtig ist nur, daß Sie das Fettaugenprinzip bei der Auswahl stets beachten. Bei selbst gewählten Speisen können Sie mit Hilfe der Fettaugentabelle hinten im Buch bestimmen, ob Sie Ihre Grenze von 20 Fettaugen pro Tag einhalten. In beiden PfundsKur-Büchern sind bei allen Rezepten die Fettaugen angegeben. Weiterhin gilt: Wer noch mehr abnehmen möchte, muß mit 20 Fettaugen pro Tag auskommen. Wer sein Zielgewicht jedoch bereits erreicht hat, kann die Fettaugenmenge pro Tag allmählich auf 25 steigern. Aber das ist die Obergrenze für eine gesunde Ernährung.
Was ist nun, wenn Sie plötzlich 28 Fettaugen am Tag konsumiert haben? Gar nichts, das ist kein Beinbruch und

auch keine Katastrophe. Die oben genannten Grenzen sind Anhaltspunkte, denn Sie können die zuviel gegessenen Fettaugen über die Wochentage hinweg ausgleichen. Wenn der Sonntag beispielsweise 28 Fettaugen brachte, dann essen Sie montags und dienstags eben nur 16 Fettaugen. Dann stimmt die Bilanz wieder. Hilfestellung beim Zählen bietet Ihnen wieder die Tabelle auf Seite 49. Schreiben Sie sie ab, dann haben Sie sie immer griffbereit. Bedenken Sie: Wenn Sie das 21. Fettauge essen, gibt es überhaupt keinen Anlaß zu sagen: „Und jetzt ist es auch egal." Sie haben einen Puffer und können die überzähligen Fettaugen über die nächsten Tage hinweg problemlos ausgleichen.
Tragen Sie nun noch Ihr Gewicht in die Tabelle auf Seite 73 ein. Sind Sie zufrieden? Wenn Sie langsamer abnehmen als Sie es geplant hatten, werden Sie nicht ungeduldig. Fettpölsterchen baut der Körper nur langsam ab. Denn wenn Sie recht schnell sehr viel abnehmen würden, wäre das ein Zeichen, daß der Körper nicht Fett abbaute, sondern Eiweiß und Muskelgewebe. Und genau das soll nicht passieren.

8. WOCHE

Thema heute: Kompaß für den Supermarkt

Über 28.000 verschiedene Lebensmittel werden in deutschen Supermärkten angeboten. Ab 1. Januar 1993 kamen dann durch den Europäischen Markt noch weitere dazu. Aber auch generell wird die Lebensmittelvielfalt ständig größer. Immer mehr neue Lebensmittel tauchen auf und werben um den Appetit der Kunden.

Some like it light

Für alle, die gerne schlanker werden möchten oder die so bleiben wollen, wie sie sind, gibt es eine riesige Produktpalette, die unter der gemeinsamen Überschrift „Light" oder „leicht" steht. Wie nützlich sind solche Lebensmittel? Helfen sie tatsächlich beim Abnehmen?
Wir müssen bei den Lightprodukten drei Lebensmittelgruppen unterscheiden.

Lightprodukte ohne Zucker

Süßstoffe wie Saccharin und Cyclamat sind künstlich hergestellte Substanzen, die zwar intensiv süß schmecken, die aber keine Kalorien enthalten. Nach umfangreichen Prüfungen gehen die Lebensmittelbehörden heute davon aus, daß diese Süßstoffe gesundheitlich unbedenklich sind. Aber ob sie auch zweckmäßig sind und beim Abnehmen helfen, das ist weiterhin umstritten.
Die eben genannten Süßstoffe werden im wesentlichen Getränken, Milchprodukten und Süßwaren im Austausch gegen den normalerweise darin enthaltenen Zucker zugesetzt. Die Cola-light hat daher praktisch keine Kalorien. Auf den ersten Blick macht es Sinn, Süßstoffe zu verwenden, denn die Tasse Kaffee mit Süßstoff hat keine Kalorien, die mit zwei Stücken Würfelzucker 25. Rein rechnerisch werden also mit Süßstoffen Kalorien eingespart.
Dr. John Blundell aus England führte einen Praxistest durch: Er gab einigen Testpersonen morgens einen Becher mit Zucker gesüßten Joghurt zu essen. Andere Testpersonen erhielten einen Joghurt mit Süßstoff. Danach konnten alle nach Belieben essen. Die Überraschung ist sicher auch bei Ihnen groß, wenn Sie erfahren,

daß die „Süßstoffesser" am Ende des Tages insgesamt gut 200 Kalorien mehr gegessen hatten als die „Zuckeresser". Zumindest für den Süßstoff Saccharin scheint festzustehen: Süßstoff fördert den Appetit. Denn was durch den Süßstoff direkt an Kalorien eingespart wird, kommt später doppelt und dreifach wieder drauf.

Die PfundsKur-Empfehlung lautet daher: Wenn Sie süßen möchten (natürlich in Maßen), dann greifen Sie lieber zum echtem Zucker. Da dieser ausschließlich Kohlenhydrate enthält, die der menschliche Organismus im Vergleich zu Fett ohnehin weniger in Fettpölsterchen umwandelt, geht von Zucker nur ein geringes Risiko aus. Selbstverständlich nur, wenn Sie weiterhin die Fettaugen zählen und sie begrenzen.

Außerdem sollte bedacht werden, daß die Lebensmittel, in denen der Zucker durch Süßstoff ausgetauscht wurde, nicht „besser" sind. Beispiel: Die klassische Cola enthält keine Vitamine, die Cola-Light aber auch nicht. Die bessere Alternative zur Cola-Light ist mit Mineralwasser verdünnter Fruchtsaft, sozusagen ein selbstgemachtes Lightgetränk.

Lightprodukte mit weniger Alkohol

Die zweite Gruppe der Lightprodukte besteht aus alkoholischen Getränken wie Bier, Wein und Sekt, die in der Lightversion einen niedrigeren Alkoholgehalt aufweisen oder nahezu alkoholfrei sind. So werden Alkoholkalorien eingespart. Immerhin bringt 1 g Alkohol 7 Kalorien. Gegen alkoholarmen oder alkoholfreien Trinkgenuß gibt es keine Einwände, denn diese Light-Getränke sind eine sinnvolle Alternative zu den üblichen alkoholhaltigen. Aber man muß aufpassen, daß man vom alkoholarmen Bier nicht doppelt soviel trinkt wie vom normalen. Denn sonst werden unter dem Strich sogar noch mehr Kalorien zugeführt.

Lightprodukte mit weniger Fett

Bei dieser dritten Gruppe dreht sich alles um das Fett. Es gibt Streichfett (Butter und Margarine), die durch einen Zusatz von Gelatine und Wasser einen Fettgehalt von weniger als 50% aufweisen. Fettarme Wurst- und Käsesorten sowie fettarme Milch sind in unterschiedlichsten Varianten im Angebot.

Grundsätzlich sind solche Lightprodukte natürlich sehr empfehlenswert, denn mit ihrer Hilfe sparen Sie Fettaugen

ein. Aber hier sollte die Brille her, um die Packungsaufschrift genau zu studieren.
Denn manchmal muß man tatsächlich zweimal hinsehen, wenn z. B. ein Schnittkäse mit „20% Fett absolut" angepriesen wird. Das klingt fettarm, denn normaler Schnittkäse hat doch im Durchschnitt „40% Fett i. Tr." (das Kürzel i.Tr. bedeutet in der Trockenmasse). Da ein Schnittkäse zu rund 50% aus Wasser besteht, sind jene 40% Fett i.Tr. eigentlich auch nur noch 20% Fett, wenn man dies auf den Käse inklusive Wasseranteil bezieht. Die Angabe „20% Fett absolut" (die sich auf den gesamten Käse inclusive Wasseranteil bezieht) ist also nur Augenwischerei, weil „20% Fett absolut" beim Schnittkäse jenen 40% Fett i. Tr. entsprechen.
Vorsicht auch bei Lightwurst. So darf nämlich zur Zeit noch jeder Metzger seine Wurst nennen, die er etwas fettärmer herstellt. Kaufen Sie nur Wurst, auf der tatsächlich angegeben ist, daß sie um 40% fettreduziert ist. Das europäische Lebensmittelgesetz wird diesen Grenzwert für Lightwurst auch bald vorschreiben. Doch vorerst ist noch nicht alles light, was sich so nennt.
Keine Probleme gibt es bei Milch und Milchprodukten. Hier ist der Fettgehalt in Prozent angegeben. Wählen Sie solche Produkte, die aus teilentrahmter Milch hergestellt wurden, also aus Milch mit höchstens 1,5% Fett.

Die besten Lightprodukte

Für die wahren Lightprodukte wird bei uns leider keine Werbung gemacht. Es gibt eine Fülle an Lebensmitteln, die fett- und kalorienarm sind und gleichzeitig viele Vitamine und Mineralstoffe liefern. Das sind großartige Lightprodukte, nicht nur weil sie „leicht" sind, sondern auch weil sie viele wichtige Nährstoffe enthalten. Sie kennen diese Produkte? Schauen Sie auf Ihre Fingerkuppen, und erinnern Sie sich an V-G-M-O-.S. (Wer es noch einmal nachlesen möchte, auf Seite 32 steht, was die einzelnen Buchstaben bedeuten). Mit den mit V-G-M-O-S empfohlenen Lebensmitteln essen Sie sich „unter den Fettaugen durch" und ernähren sich somit gesund. Schade, daß die Natur keine Werbeagenturen beschäftigt.

Milch im Sojapelz

Kennen Sie den? Sieht aus wie Käse, riecht wie Käse und schmeckt wie Käse – ist aber kein Käse. Im Kühlregal der Supermärkte tauchen mehr und mehr Produkte auf, die traditionellen Lebensmitteln ähneln, die aber von der Herstellung und von den Zutaten her gesehen überhaupt nicht mit diesen verwandt sind. Gerade im Regal mit den Milchprodukten sind solche Imitationsprodukte zu finden: täuschend echte Joghurts oder Käsesorten, die zumeist auf Sojabasis hergestellt werden. Das sind keine schlechten Lebensmittel. Man muß nur wissen, was man kauft. Diese „Milchimitate" aus Soja liefern, da sie entweder wenig oder gar keine Milch enthalten, viel weniger Kalzium als herkömmliche Milchprodukte. Wer also gerade für seine Knochenstabilität viel Kalzium essen will, ist mit den Imitaten schlecht bedient. Andererseits enthalten die Sojaprodukte jedoch weniger tierische Fette, und das ist vorteilhaft für alle, die mit ihrem Cholesterinspiegel Probleme haben. Daher kein Grund zur Beunruhigung, aber Augen auf beim Einkauf, damit Sie auch das mitnehmen, was Sie wirklich haben wollen.

Noch ein Tip für Milchmuffel: Um der Entstehung von Osteoporose vorzubeugen, braucht der Organismus täglich etwa 1 g Kalzium. Diese Menge (z. B. 1/2 l Milch und 50 g Käse) ist ohne den Verzehr von Milch und Milchprodukten nicht zu erreichen.

Geballte Vitamine und Mineralstoffe

Täglich eine Multivitamintablette, ein Mineralstoffpräparat oder Multivitaminsäfte aus dem Supermarkt? Eigentlich sind alle diese Pillen, Präparate und Säfte überflüssig. Mit einer vollwertigen, ausgewogenen Ernährung nach dem PfundsKur-Prinzip (mit begrenzten Fettaugen und nach der Fingerformel V-G-M-O-S) bekommt der Körper ausreichend Vitamine und Mineralstoffe. Mit einer Ausnahme: Jod ist im deutschen Essen knapp, weil unser Boden jodarm ist, seit die Eiszeit über Europa hinwegfegte, das Jod aus dem Boden auswusch und ins Meer spülte. Daher unser PfundsKur-Tip: Nehmen Sie jodiertes Speisesalz (natürlich in Maßen, denn wir essen im Durchschnitt sowieso zu salzreich). Auch Seefisch liefert nennenswerte Mengen an Jod, aber leider ist er auch heute noch nicht immer und überall zu bekommen.

Den Bedarf an allen anderen Vitaminen und Mineralstoffen können wir durch unsere Ernährung ausreichend dekken, wenn wir nicht gerade einseitig essen. Es spricht aber auch nichts dagegen, auf ein Multivitamin- und Mineralstoffpräparat zurückzugreifen, wenn man ganz sichergehen möchte. Letztendlich ist es Ihre Entscheidung, wieviel Sie sich diese letzte Sicherheit kosten lassen wollen. Die Präparate im Handel (Supermarkt, Apotheke) sind von den Vitamin- und Mineralstoffmengen her so zusammengesetzt, daß sie kein Risiko für die Gesundheit darstellen. Doch die Regel „Mehr hilft mehr" gilt hier nicht. Halten Sie sich daher an die Dosierungsvorschrift, und nehmen Sie nicht doppelt oder dreifach soviel. Das kostet nur Geld und bringt absolut nichts!

Eßprogramm für die 8. Woche

Es geht weiter mit den Trainingsregeln der letzten Woche, die Ihnen in Fleisch und Blut übergehen sollten:

- **Ich esse nichts mehr, was mir nicht richtig schmeckt.**
- **Ich lasse ganz bewußt Reste auf meinem Teller und versuche, auf mein inneres Sättigungsgefühl zu hören.**
- **Wenn ich den „kleinen Hunger" verspüre, esse ich eine Kleinigkeit.**
- **Ich esse nichts, wenn ich keinen Appetit habe.**

Lösen Sie sich diese Woche noch viel mehr von den Vorschlägen des Eßbaukastens. Wählen Sie Gerichte nach Ihrem Geschmack aus.

Die Fettaugen begleiten Sie weiter

Aber, weiterhin ganz wichtig: Fettaugenkontrolle. Schauen Sie immer erst in die Fettaugentabelle hinten im Buch, wenn Sie etwas einkaufen, kochen oder essen. Zählen Sie die Fettaugen mit. Sie wissen, 20 Fettaugen sind die Grenze, wenn Sie weiterhin abnehmen wollen. 25 sind es für diejenigen, die ihr Gewicht stabilisieren möchten. In kurzer Zeit werden Sie ein Gespür dafür entwickelt haben, welches Lebensmittel ein „Fettmacher" und welches ein „Fitmacher" ist.

Seien Sie fair zu sich!
Wie schmecken Ihnen die Gerichte der Meisterköche aus dem Begleitbuch zur PfundsKur? Auch bei diesen gilt das Prinzip: Mal ein Gericht mit relativ vielen Fettaugen essen, mal eins mit wenigen. Sie können die Fettaugenbilanz auch, wie besprochen, über mehrere Tage ausgleichen. Es ist also keine Katastrophe, wenn Sie beispielsweise am Montag 23 Fettaugen essen. Die Grenze 20 ist ein Anhaltspunkt. Dann beschränken Sie sich am Dienstag eben auf 17 Fettaugen. Über allen Regeln der PfundsKur steht die Oberregel:

- **Seien Sie nicht zu streng mit sich!**
- **Und denken Sie nicht: Jetzt ist es auch egal!**

Nun muß nur noch Ihr Gewicht in die Tabelle auf Seite 73 eingetragen werden.

9. WOCHE

Thema heute: Essen – Genuß oder Bedrohung?

Die Statistik zeigt, daß sich viele mit ungutem Gefühl vor ihren Teller setzen. Man könnte meinen, für viele sei das Essen eher eine Bedrohung als Genuß.
Viele haben mit Eßproblemen zu kämpfen. Kennen Sie solche Schwierigkeiten auch? Hier die Zahlen für Deutschland, damit Sie beurteilen können, ob Sie selbst in diese Statistik passen.

- Über Süßhunger klagen 40% der Frauen und 30% der Männer.
- 30% der Frauen und 25% der Männer haben Heißhungeranfälle.
- 15% der Frauen und 10% der Männer essen in Streßsituationen und bei Langeweile mehr als sonst.

Frei vor solchen oder ähnlichen Problemen sind in Deutschland nur 28% der Frauen und 33% der Männer. Der überwiegende Anteil der Bevölkerung klagt also über mehr oder weniger große Eßprobleme.

Kurztest zum Süßhungerproblem
Bitte kreuzen Sie zu jeder Frage entweder „ja" oder „nein" an!

	ja	nein
– Wenn ich etwas Süßes esse, habe ich immer ein schlechtes Gewissen.	☐	☐
– Mehr als dreimal in der Woche esse ich Süßigkeiten, obwohl ich sie gar nicht essen will.	☐	☐
– Ich bin davon überzeugt, daß Süßigkeiten die reinsten Dickmacher sind.	☐	☐
– Ich fühle mich Süßigkeiten so richtig ausgeliefert.	☐	☐

Haben Sie drei- oder sogar viermal ein „ja" angekreuzt? Dann ist der Süßhunger wirklich ein Problem für Sie. Vielleicht helfen Ihnen die PfundsKur-Tips auf den folgenden Seiten.

Was ist Süßhunger?
Süßhunger entsteht auf zweifache Weise im Kopf! Nur wer sich Süßes verbietet, kann unter Süßhunger leiden, denn der einfachste Weg, seine Gedanken fortlaufend auf Süßigkeiten zu lenken, ist das krasse Selbstverbot „Nie mehr esse ich Süßes". Wer genußvoll in die Schokolade beißt, wird nie behaupten, er leide unter Süßhunger. Wenn der Kopf also umprogrammiert wird, d. h. wenn man sich Süßes erlaubt, dann schwindet der Süßhunger.

Süßes ist erlaubt!
Unser PfundsKur-Tip: Süßes ist erlaubt. Essen Sie es mit Genuß. Sie werden feststellen, daß Sie dann viel weniger Verlangen nach Süßigkeiten haben, als wenn Sie sich diese verbieten. Planen Sie für eine Woche eine bestimmte Menge an Süßigkeiten ein. So fällt es Ihnen leichter, sich diese Portion einzuteilen. Sie werden feststellen, wie leicht Sie dann sogar einen Tag auf Süßes verzichten können, wenn Sie den geplanten Vorrat zu Hause liegen haben und sich sagen können: „Ich darf ja, aber ich muß nicht!"

Figurrisiko: das süße Fett
Süßigkeiten werden als Dickmacher erheblich überbewertet. Es ist das Fett, das dick macht. Vorsicht also nur bei jenen Süßigkeiten, die viel Fett enthalten. Das sind leider fast alle, wie z. B. Schokolade, Schokoriegel, Kuchen und Pralinen. Sie alle liefern mehr Fett- als Zuckerkalorien. Aber wie wär's denn mit Gummibärchen, Honig oder Fruchtbonbons? Wenn Sie sich dann auf die geplante Vorratsmenge beschränken, dann können Sie diese unbeschwert genießen.

Stoff zum Telefonieren
Es gibt noch eine zweite Ursache für die Entstehung von Süßhunger, die ebenfalls im Kopf, genauer gesagt im Gehirn, begründet liegt. Dieses ist auf ganz bestimmte Stoffe angewiesen, um seine Nervenzellen miteinander „telefonieren" zu lassen. Im Gegensatz zum Telefon der Post, das nur elektrisch funktioniert, gibt es im Telefonverkehr des Gehirns sogenannte Botschafterstoffe (also chemische Wirksubstanzen), die Informationen von Nervenzelle zu Nervenzelle weitergeben. Einer dieser Botschafter heißt Serotonin. Sie haben ja bereits in der 4. Woche etwas darüber gelesen (Seite 33).

Süßhunger? Dann ist der Rohstoff knapp

Der US-Professor Richard Wurtman fand heraus, daß die Rohstoffversorgung für die Herstellung des wichtigen Serotonins im Gehirn bei eiweißreicher Ernährung knapp wird. Kohlenhydrate dagegen sorgen für die Bildung von Serotonin.

Das kluge Gehirn schaltet einfach auf Kohlenhydrathunger um, wenn der Kohlenhydratnachschub ausbleibt. Der Süßhunger kann also ein Kohlenhydrathunger sein, der direkt im Gehirn ausgelöst wird. Das Rätsel scheint vorerst gelöst.

Viele Ärzte verordnen den Rohstoff für die Serotoninproduktion (das Tryptophan) solchen Patienten, die an Schlafstörungen und Depressionen leiden, denn ein guter Serotoninspiegel im Gehirn „hebt die Stimmung". Leider weiß die Wissenschaft noch viel zuwenig über solche interessanten und wichtigen Beziehungen zwischen Ernährung und Psyche!

Kohlenhydrate für die Seele

Professor Wurtman jedenfalls schwört darauf: Kohlenhydrate sorgen für eine ausgeglichene Stimmung. Die Winterdepression, aber auch die Stimmungstiefs im Zyklus der Frau, so erklärte Wurtman gerade auf einem Kongreß in Hannover, können mit kohlenhydratreichem Essen positiv beeinflußt werden. Wie gut, daß Ihnen das PfundsKur-Prinzip mit der Fingerformel V-G-M-O-S empfiehlt, überwiegend Kohlenhydrate zu essen.

Süßstoffe bremsen Süßhunger nicht

Es verwundert jetzt auch nicht mehr, wenn von Göttinger Ernährungsforschern festgestellt wurde, daß künstliche Süßstoffe kaum gegen Süßhunger wirken. Klar, denn diese Süßstoffe sind keine Kohlenhydrate, obschon sie süß schmecken. Durch sie gelangt also auch kein Tryptophan ins Gehirn, und darum helfen sie auch nicht gegen Süßhunger.

Der PfundsKur-Tip gegen Süßhunger: Gönnen Sie sich kleine Mengen zuckerhaltiger, aber fettarmer Süßigkeiten. Essen Sie sie mit Genuß und ohne Schuldgefühle.

Sind Sie ein Genießer?

Essen gerät häufig zwischen die Fronten von Lust und Frust. Bedrohung durch Fett und Waage. Bleibt der Genuß dabei auf der Strecke? Testen Sie, ob Sie Essen und Trinken noch genießen können. Denn es wäre schade, wenn uns das Schlaraffenland nur Frust bescheren würde.

Genießertest

Bitte kreuzen Sie das jeweils Zutreffende an.

	stimmt	stimmt nicht
– Ich würde den Tisch auch für mich allein extra schön decken.	☐	☐
– Auf ein schönes Essen kann ich mich schon lange zuvor richtig freuen.	☐	☐
– Ich gehe mindestens einmal im Monat in ein Restaurant, um gut zu essen.	☐	☐
– Essen ist für mich keine Bedrohung.	☐	☐
– Ich unterhalte mich gerne mit anderen über gutes Essen und tolle Rezepte.	☐	☐
– Das Kochbuch der Meisterköche habe ich mir schon besorgt, weil ich neue Rezeptideen mag.	☐	☐
– Wenn es mir nicht richtig schmeckt, esse ich lieber gar nichts.	☐	☐
– Von Astronautenkost (Pillen statt Essen) könnte ich nicht leben.	☐	☐

Haben Sie mindestens fünfmal „stimmt" angekreuzt? Dann haben Sie sich Ihren gesunden Genuß im Schlaraffenland bewahrt.

Haben Sie überwiegend „stimmt nicht" angekreuzt? Das ist sehr schade! Entdecken Sie Ihren Eßgenuß wieder: Gehen Sie mit Freunden essen. Sprechen Sie über das Essen. Kochen Sie sich Ihr Leibgericht, oder bitten Sie darum, daß es Ihnen jemand kocht. Verplanen Sie Ihre Fettaugen in den nächsten Tagen nur für Gerichte, die Sie sehr gerne mögen. Essen Sie nicht zwischen Tür und Angel, sondern nehmen Sie sich Zeit dafür. Decken Sie den Essenstisch schön ein. Zünden Sie Kerzen an. Erleben und genießen Sie den Geschmack des Essens. Lassen Sie sich beim Essen nicht ablenken (Lesen oder Fernsehen). Probieren Sie neue Rezepte aus. Kochen sollte nicht zur Routine werden, sondern kreative Freizeitgestaltung sein. Versuchen Sie, in der kommenden Woche mindestens dreimal ganz besonders lust- und genußvoll zu speisen.

Das Training in der 9. Woche

Sie haben inzwischen sicher ein Gespür für die Fettaugen entwickelt. Schauen Sie aber trotzdem noch in der Fettaugentabelle nach, und zählen Sie täglich nur bis 20. Denken Sie weiterhin an die Regel: Essen Sie nichts, was Sie nicht mögen! Bei kleinem Appetit sofort essen! Nie ohne Appetit essen! Und seien Sie fair zu sich selbst!
Vergessen Sie nicht, Ihr Gewicht in die Tabelle (Seite 73) einzutragen.

10. WOCHE

Thema heute: Die Zeit danach

Nach dieser Woche ist das PfundsKur-Training beendet. Sind Sie mit Ihrem Erfolg zufrieden? Schauen Sie nochmals auf Seite 17 nach. Dort haben Sie in der ersten Woche notiert, wieviel Fettaugen Sie zu Beginn der PfundsKur täglich gegessen haben. Haben Sie sich inzwischen an 20 oder 25 Fettaugen gewöhnt?

Vergleich: Fettaugen vorher und nachher

Die Größe Ihres Erfolges können Sie an der Differenz zwischen dem Fettaugenverzehr „vorher" und „nachher" ablesen. Jedes Fettauge, das Sie einzusparen gelernt haben, ist ein großer Gewinn für Ihre Gesundheit. Mit jedem Fettauge, das Sie in den letzten neun Wochen weniger gegessen haben, beeinflussen Sie Ihren Cholesterinspiegel positiv und sorgen somit dafür, daß Ihre Arterien elastisch bleiben. Der Heidelberger Arzt Professor Schettler sagte einmal sehr zutreffend: „Der Mensch ist so jung wie seine Gefäße." Das Fettaugenprinzip hält Sie also jung, und es bekommt natürlich auch Ihrer Figur gut.

Sie haben auch erlebt, daß Sie nicht bis auf jedes gewünschte Gewicht abnehmen können. Die Natur setzt Grenzen. Das Fettaugenprinzip führt Sie an diese natürliche Grenze heran. Hier liegt Ihr Wohlfühlgewicht, denn Sie können dieses Gewicht halten und dabei auch noch mit Genuß essen. Jedes Kilo mehr, das der Körper mit einer Hungerdiät verliert, muß mit Fehlernährung und Eßproblemen bezahlt werden.

Erfolg sichern

Jetzt heißt es, Vorbereitungen zum Sichern des Erfolges zu treffen. Die wichtigsten Erfahrungen haben Sie bereits gemacht. Fassen wir einige Grundregeln zusammen. Sie können sich die folgende Seite auch ausschneiden oder kopieren und sie gut sichtbar an die Wand hängen, damit Sie immer an die Trainingsregeln erinnert werden.

PfundsKur-Grundregeln

- **Ich bin fair zu mir!**
- **Ich unterwerfe mich keinen absolut strengen Vorsätzen!**
- **Ich vermeiden jeden Vorsatz-Crash!**
- **Ich esse alles was ich mag!**
- **Grundsätzlich verbiete ich mir kein Lebensmittel!**
- **Ich esse, wenn ich Appetit habe!**
- **Ich esse nichts, wenn ich keinen Appetit habe!**
- **Ich essen nichts, was mir nicht gut schmeckt!**
- **Ich benutze die Fettaugentabelle und zähle die Fettaugen!**
- **Ich halte die Grenze von 20 Fettaugen täglich ein oder gleiche meine Bilanz über mehrere Tage hinweg aus!**
- **Ich gehe aktiv gegen Streß vor!**

Essen in der Zukunft

Ihren Erfolg sichern Sie, wenn Sie sich an die PfundsKur-Regeln halten: Essen Sie nicht mehr als 20 Fettaugen pro Tag, oder gleichen Sie die Fettaugenbilanz über mehrere Tage hinweg aus. Ernähren Sie sich ausgewogen, und vertrauen Sie auf Ihren Appetit. Zum Sattessen bieten sich alle Lebensmittel der Fingerformel V-G-M-O-S an. Die darin enthaltenen Nährstoffe versorgen Ihren Körper optimal.
Wenn Sie die Fettaugen von einigen Lebensmitteln noch nicht im Kopf haben, schauen Sie bitte auch weiterhin in der Tabelle nach.

Nur eine Beschränkung

Die PfundsKur wollte Ihnen den Umgang mit Essen und Trinken so einfach wie möglich machen. Freizügig, fair und auf Ihre Eßbedürfnisse abgestimmt. Das alles gelingt, wenn Sie die Fettaugen im Auge behalten. Das, und nur das, ist die einzige Beschränkung beim Essen. Guten Appetit, auch weiterhin. Doch legen Sie jetzt das Buch nicht aus der Hand. Ein ganz wichtiger Punkt muß unbedingt noch besprochen werden, denn sonst nutzen Sie nur Ihre halbe Chance.

Die ganze Chance

Die ganze Chance heißt kurz und bündig: Essen und Trimmen, beides muß stimmen. Neun Wochen lang haben Sie sich auf Ihr Essen konzentriert. Sie haben viel über sich selbst erfahren und viel gelernt. Jetzt ist der Zeitpunkt gekommen, um über aktive Bewegung zu sprechen.
Viele wissenschaftliche Untersuchungen beweisen, daß die schwierigste Zeit erst nach der aktiven Gewichtsabnahme beginnt. Der Körper hat sich auf die veränderte, auch etwas knappere Nahrung eingestellt. Ernährung (Kalorienzufuhr) und Gewicht haben sich auf ein neues Gleichgewicht eingependelt. Jetzt ist die Gefahr groß, daß ein paar zuviel verzehrte Fettaugen das Gewicht wieder ansteigen lassen.

Immer in Bewegung

Hier bietet sich folgendes an: Steigern Sie Ihre körperliche Bewegung, betreiben Sie Ausdauersport, und meiden Sie alle „Alltagsbequemlichkeiten". Seit Autos, Lifts, Rolltreppen, Küchen- und Waschmaschinen, Heimwerkergeräte und Rasenmäher uns Menschen die körperliche Arbeit abnehmen, leiden wir unter Bewegungsarmut. Es ist erstaunlich: Bewegungsarmut erzeugt im menschlichen Organismus nahezu die gleichen Probleme wie eine fettreiche Ernährung. Körperliche Fitneß zusammen mit einer ausgewogenen Ernährung ist die ideale Kombination, um Herz-Kreislauf-Erkrankungen vorzubeugen. Und genauso wie eine fettarme Ernährung die Figur positiv beeinflußt, so unterstützt auch körperliche Aktivität die Erreichung dieses Ziels.

Jeden Tag 20 Minuten

20 Minuten am Tag, das sollte Ihren Ihre Gesundheit wert sein. Diese kurze Zeit reicht aus, um die Kondition nachhaltig zu verbessern. Doch einige Tips sind zu beachten. Kraftsportarten erfüllen diesen Zweck nicht. Sie bauen zwar Muskeln auf, aber sie sind kein Konditionstraining.
In diesen 20 Minuten sollten Sie ohne Pause in Bewegung sein. Jede Pause unterbricht den Trainingseffekt. Ihr Puls, darauf kommt es an, sollte während dieser Zeit gleichmäßig erhöht sein (Faustregel: maximale Höhe der Pulszahl = 180 minus Lebensalter). Ein Tip zur Selbstbeobachtung für Läufer: Sie müssen sich beim Laufen ohne Anstrengung noch mit Ihrem Laufpartner unterhalten können.
Für Menschen, die trotz PfundsKur noch etwas zuviel Gewicht haben, bietet sich das Fahrrad an, denn es trägt das Körpergewicht. Auch Schwimmen ist eine ideale Ausdauersportart.
Wie beim Essen, so gilt auch beim aktiven Sport die PfundsKur-Regel:

■ **Seien Sie fair zu sich!**

Überfordern Sie sich nicht. Ein hochroter Kopf und Atemnot sind typische Anzeichen für Überforderung. Sport wirkt, wenn Sie sich über die gesamte Zeit „normal" anstrengen. Er wirkt keinesfalls besser, wenn Sie sich überanstrengen. Im Gegenteil, Sie arbeiten dann eindeutig gegen eine bessere Kondition. Da wir Sie ja nicht persönlich kennen, fragen Sie besser Ihren Hausarzt, welche Ausdauersportart für Sie am besten geeignet ist.

Der Anfang ist schwer

Nutzen Sie die letzte PfundsKur-Woche, um mit Ihrem Bewegungsprogramm zu starten. Wählen Sie Aktivitäten, die Ihnen Spaß machen. Ein Tag hat 1440 Minuten. Da müßten Sie doch wirklich 20 Minuten übrighaben, in denen Sie Ihre ganze Chance nutzen. Der Anfang ist vielleicht etwas schwer, weil Sie bisher noch nicht viel Sport getrieben haben. Aber es wird Ihnen Spaß machen, garantiert: Sie werden merken, welche positive Wirkung gerade in der Zeit von körperlicher Bewegung ausgeht, in der Sie Ihren Abnahmeerfolg stabilisieren möchten.

Das PfundsKur-Team wünscht Ihnen jedenfalls viel Erfolg. Bleiben Sie gesund!

Notizen auf der Waage

	Datum		
Mein Startgewicht am	___.___.___	I__I__I__I	kg
2. Wochengewicht am	___.___.___	I__I__I__I	kg
3. Wochengewicht am	___.___.___	I__I__I__I	kg
4. Wochengewicht am	___.___.___	I__I__I__I	kg
5. Wochengewicht am	___.___.___	I__I__I__I	kg
6. Wochengewicht am	___.___.___	I__I__I__I	kg
7. Wochengewicht am	___.___.___	I__I__I__I	kg
8. Wochengewicht am	___.___.___	I__I__I__I	kg
9. Wochengewicht am	___.___.___	I__I__I__I	kg
10. Wochengewicht am	___.___.___	I__I__I__I	kg

Tips zu den Rezepten

- Alle Rezepte sind für **eine Portion** gedacht. Viele Gerichte lassen sich aber auch für mehrere zubereiten. Multiplizieren Sie dann die angegebenen Mengen mit der Anzahl der Personen.
- Die angegebenen **Mengen** beziehen sich immer auf die Rohware, also ungeschält und ungeputzt.
- Die **Zubereitungszeit** der Gerichte beträgt in der Regel nicht mehr als 1 Stunde. Lesen Sie aber vor dem Kochen das Rezept genau durch, dann können Sie sich die Zeit besser einteilen.
- Frische **Kräuter und Gewürze** (Salz zählt nicht dazu) dürfen nach Belieben eingesetzt werden. Mit der Verwendung von Salz (immer jodiertes Speisesalz) sollten Sie jedoch sparsam sein.
- Je nach **Jahreszeit** können (oder müssen) einige Lebensmittel (insbesonders Obst- und Gemüsesorten) ausgetauscht werden. Da beides aber keine Fettaugen enthält, dürfen Sie ganz nach eigenem Geschmack auswählen.
- Die warmen Mittagsmahlzeiten können Sie problemlos mit den Abendessen tauschen. Dies bietet sich besonders für **Berufstätige** an, die sich ein kaltes Mittagessen gut vorbereiten und an den Arbeitsplatz mitnehmen können.
- Vergessen Sie nicht, tagsüber ausreichend zu **trinken.** 2 l Flüssigkeit (Fruchtsäfte, Mineralwasser, Früchte- und Kräutertees sowie in Maßen Kaffee und Tee ohne Zucker) sollten es pro Tag sein.
- **Rezepte der Testwoche (2. Woche):** Bitte halten Sie sich genau an die Mahlzeitenzusammenstellungen, und trinken Sie ausreichend Flüssigkeit dazu. Die Angaben für Kalorien (kcal), Fettmenge in Gramm und Fettaugen beziehen sich immer auf den ganzen Tag.
- **Baukastenrezepte:** Sie finden in diesem Abschnitt Vorschläge für Frühstück, Zwischenmahlzeiten (2 sollten es am Tag sein), Mittagessen und Abendessen. Für jedes Rezept sind die Fettaugen angegeben. Kombinieren Sie ganz nach eigenem Geschmack, und denken Sie daran, daß es pro Tag nicht mehr als 20 Fettaugen sein dürfen.

- **Pfeile in den Zutatenlisten:** Manche Zutaten in den Rezepten haben einen Pfeil. Dabei sind nur solche Lebensmittel gekennzeichnet, die extrem viel oder wenig Fett enthalten und deren Mengen verändert werden dürfen, ohne daß das Rezept nicht mehr gelingt. Die Menge der Kräuter und Gewürze können Sie selbst bestimmen. Lebensmittel, die einen Pfeil nach oben haben, dürfen Sie ruhig in größeren Mengen verzehren, denn sie haben keine Fettaugen, dafür aber viele Kohlenhydrate. Wenn Sie Fettaugen einsparen möchten, dann reduzieren Sie die Menge der Lebensmittel, die einen nach unten gerichteten Pfeil haben, denn diese enthalten viel Fett.

Abkürzungen in den Rezepten:

TL	= gestrichener Teelöffel
EL	= gestrichener Eßlöffel
g	= Gramm
ml	= Milliliter (1000 ml = 1 l)
l	= Liter
Msp.	= Messerspitze
geh.	= gehäuft
kcal.	= Kilokalorien
Fett i. Tr.	= Fett in der Trockenmasse
Tk-…	= Tiefkühl-…

Rezepte der Testwoche

ca. 1000 kcal pro Tag

1. Tag (1060 kcal, 31 g Fett, 10 Fettaugen)

Frühstück

▲ 2 Scheiben Vollkorntoastbrot, getoastet
▼ 1 TL Butter oder Margarine
▲ 1 TL Marmelade
1 geh. EL Magerquark
1 EL Milch (1,5% Fett)
Pfeffer
gehackte Petersilie

Toast mit Marmelade und Kräuterquark

1. Die eine Toastscheibe mit Butter oder Margarine bestreichen und die Marmelade darauf geben.
2. Quark mit Milch glattrühren und mit Pfeffer würzen. Auf die zweite Toastscheibe streichen und etwas Petersilie darauf streuen.

Zwischenmahlzeit

▲ ca. 220 g frisches Obst der Saison (z. B. Birne, Pflaumen, Apfel, Banane)

Gemischtes Obst

Das Obst waschen und eventuell schälen.

Mittagessen

Kartoffelsalat mit Schinken

- ▲ 250 g Kartoffeln
- ▲ 50 g Champignons
- ▼ 1 Scheibe gekochter Schinken
- ▲ 1 Lauchstange
- 1 TL gekörnte Brühe
- 5 EL Wasser
- 1 TL Öl
- 1 EL Essig
- Salz, Pfeffer

1. Kartoffeln als Pellkartoffeln kochen, pellen und würfeln. Die Pilze putzen und in Scheiben schneiden.
2. Den Schinken würfeln. Den Lauch waschen, putzen und in dünne Scheiben schneiden. Alles in einer Schüssel mischen.
3. Die gekörnte Brühe mit dem Wasser anrühren und mit dem Öl über den Salat geben. Diesen mit Essig, Salz und Pfeffer abschmecken und vorsichtig mischen.

Zwischenmahlzeit

Vollkornbrot mit Corned beef

- ▲ 1 Scheibe Vollkornbrot
- ▼ 1 TL Butter oder Margarine
- 1 Salatblatt
- 1 Scheibe Corned beef
- ▲ 100 g Radieschen

1. Das Brot mit Butter oder Margarine bestreichen. Salatblatt und Corned beef darauf legen.
2. Die Radieschen waschen, putzen und zum Brot reichen.

Abendessen

Kohlrabisuppe

- ▲ 200 g Kohlrabi
- ▲ 1 kleine Möhre
- ▲ 120 g Kartoffeln
- 2 TL gekörnte Brühe
- 1/4 l Wasser
- Salz, Pfeffer, Muskat
- ▼ 1 EL Sahne

1. Das Gemüse waschen, schälen, würfeln und in einen Topf geben.
2. Die Brühe in dem Wasser auflösen, zum Gemüse gießen und alles zusammen etwa 15 Minuten köcheln lassen.
3. Die Suppe abschmecken und mit der Sahne verfeinern.

2. Tag (1010 kcal, 40 g Fett, 13 Fettaugen)

Frühstück

- ▲ 1 Scheibe Vollkornbrot
- ▼ 1 TL Butter oder Margarine
- ▼ 1 Scheibe Putenaufschnitt
- ▼ 1 EL körniger Frischkäse
- Paprikapulver edelsüß
- ▲ 1 Tomate
- ▲ 1 TL Schnittlauchröllchen

Frühstücksvesper

1. Das Brot mit Butter oder Margarine bestreichen und halbieren. Den Putenaufschnitt auf die eine Brothälfte legen.
2. Den Frischkäse auf die andere Brothälfte geben, mit Paprika bestreuen.
3. Die Tomate waschen, achteln, mit Schnittlauch bestreuen und zum Brot reichen.

Zwischenmahlzeit

- ▼ 150 g Joghurt (1,5% Fett)
- 1 EL Zitronensaft
- ▼ 1 TL Leinsamen

Joghurt mit Leinsamen

Den Joghurt mit dem Zitronensaft verrühren. Den Leinsamen darauf streuen.

Mittagessen

- ▲ 300 g TK-Blattspinat
- ▲ 60 g Hartweizennudeln ohne Ei
- Salz
- ▲ 2 kleine Zwiebeln
- 2 Knoblauchzehen
- 1 TL Öl
- Salz, Pfeffer, Muskat
- ▼ 1 EL Sahne

Nudeln mit Spinat

1. Den Spinat auftauen und dann abtropfen lassen
2. Die Nudeln im Salzwasser bißfest kochen.
3. Inzwischen Zwiebeln und Knoblauch schälen und würfeln. Beides im Öl glasig dünsten. Spinat dazugeben, alles kurz garen und mit den Gewürzen abschmecken.
4. Den Spinat mit der Sahne verfeinern und über die Nudeln geben.

Zwischenmahlzeit

▲ 1 Nektarine
▼ 50 g körniger Frischkäse

Nektarine mit Frischkäse

1. Die Nektarine waschen, halbieren, entsteinen und in dünne Spalten schneiden.
2. Den Frischkäse darübergeben.

Abendessen

▲ 200 g Kartoffeln
▲ 1 Zwiebel
▲ 1 kleiner Apfel
▲ 1 saure Gurke
▼ 50 g Salzhering
Salz, Pfeffer
1–2 TL Essig
1 TL Öl

Kartoffelsalat mit Hering

1. Kartoffeln als Pellkartoffeln kochen, pellen und würfeln. Zwiebel schälen und würfeln.
2. Apfel waschen, vierteln, entkernen und zusammen mit der Gurke würfeln. Den Hering gut wässern, trockentupfen und würfeln.
3. Alles mischen, mit den Gewürzen sowie Essig abschmecken und das Öl hinzugeben. Den Salat mischen.

3. Tag (1090 kcal, 37 g Fett, 12 Fettaugen)

Frühstück

▲ 1 Vollkornbrötchen
▼ 1 EL Butter oder Margarine
1 Ei
1 EL Magerquark
1 EL Milch (1,5% Fett)
Pfeffer
1 TL gehackter Dill

Brötchen mit Ei und Quark

1. Das Brötchen halbieren und mit Butter oder Margarine bestreichen.
2. Das Ei 5–8 Minuten kochen, pellen und in Scheiben schneiden. Die eine Brötchenhälfte damit belegen.
3. Quark mit Milch glattrühren, mit Pfeffer und Dill abschmekken. Den Quark auf die zweite Brötchenhälfte streichen.

Zutaten	Zwischenmahlzeit
▲ 1 Apfelsine (ersatzweise Apfel oder Banane	**Obst** Die Apfelsine schälen und in mundgerechte Stückchen schneiden.

Zutaten	Mittagessen
▲ 200 g Kartoffeln Salz ▲ 100 g Wirsingblätter ▲ 1 Zwiebel ▲ 75 g Champignons 1 TL Butter oder Margarine ▼ 3 EL geriebener Käse (30% Fett i. Tr.) 1 TL Öl 1 TL gekörnte Brühe 5 EL Wasser	**Wirsingroulade**

1. Die Kartoffeln zunächst als Salzkartoffeln kochen. Inzwischen die Wirsingblätter kurz blanchieren. 1 großes Blatt zurückbehalten, die restlichen in Streifen schneiden.
2. Zwiebel schälen und würfeln. Pilze putzen und in Scheiben schneiden. Zwiebeln im Fett glasig dünsten. Pilze und Wirsingstreifen kurz mitdünsten, Käse daruntermischen.
3. Die Gemüsemischung auf das beiseite gelegte Wirsingblatt geben, die Seiten des Blattes nach innen einschlagen und das Blatt zu einer Roulade zusammenrollen. Mit Küchengarn umwickeln.
4. Die Roulade im Öl anbraten. Die gekörnte Brühe mit dem Wasser anrühren, zur Roulade geben und diese etwa 10 Minuten bei milder Hitze zugedeckt garen. Zu den Kartoffeln servieren.

Zwischenmahlzeit

Apfel-Möhren-Rohkost

- ▲ 1 kleiner Apfel
- ▲ 2 kleine Möhren
- 1 TL Zitronensaft
- Salz, Pfeffer
- 1 TL Zucker

1. Apfel waschen und grob reiben. Möhren waschen, schälen, grob reiben und zum Apfel geben.
2. Den Zitronensaft darüberträufeln und die Rohkost mit Salz, Pfeffer und Zucker abschmecken.

Abendessen

Tomatenbrot mit Gurke

- ▲ 1 Scheibe Vollkornbrot
- ▼ 1 TL Butter oder Margarine
- ▲ 1 Tomate
- 1 TL Schnittlauchröllchen
- ▲ 120 g Salatgurke
- ▼ 200 ml Buttermilch

1. Das Brot mit Butter oder Margarine bestreichen. Tomate waschen, in Scheiben schneiden, auf das Brot legen. Schnittlauchröllchen darauf streuen.
2. Gurke schälen, in Scheiben schneiden. Mit der Buttermilch zum Brot reichen.

4. Tag (1060 kcal, 29 g Fett, 10 Fettaugen)

Frühstück

Honig- und Schinkenbrot

- ▲ 1 Scheibe Vollkornbrot
- ▼ 1 TL Butter oder Margarine
- ▲ 1 TL Honig
- ▼ 1 Scheibe gekochter Schinken
- ▲ 100 g Salatgurke

1. Das Brot mit Butter oder Margarine bestreichen und halbieren. Die eine Brothälfte mit dem Honig bestreichen. Auf die andere Brothälfte den Schinken legen.
2. Gurke schälen, in Scheiben schneiden und dann zum Brot servieren.

1 EL Magerquark
5 EL Milch
(1,5% Fett)
▲ 1 Banane

Zwischenmahlzeit

Bananenquark

1. Den Quark mit der Milch glattrühren.
2. Die Banane schälen, mit einer Gabel zerdrücken und mit dem Quark verrühren.

▲ 160 g Kartoffeln
▲ 150 g Kabeljaufilet
1 TL Zitronensaft
Salz, Pfeffer
▲ 1 kleine Möhre
3 EL Wasser
1 EL Senf

Mittagessen

Kabeljau mit Senfsauce

1. Kartoffeln als Pellkartoffeln garen. Inzwischen Kabeljau mit Zitronensaft beträufeln. Mit Salz und Pfeffer würzen.
2. Möhre schälen und in Scheiben schneiden. In dem Wasser etwa 5 Minuten dünsten. Senf hineinrühren, mit Salz und Pfeffer abschmecken.
3. Das Fischfilet in der Sauce bei schwacher Hitze 8–10 Minuten ziehen lassen. Es zwischendurch einmal vorsichtig wenden.
4. Die Kartoffeln zum Fisch mit der Sauce servieren.

▲ 150 g Möhren
1 TL Zitronensaft
▼ 200 ml Dickmilch
(1,5% Fett)

Zwischenmahlzeit

Möhrensalat

1. Die Möhren waschen, schälen, in dünne Scheiben schneiden und mit Zitronensaft beträufeln.
2. Die Dickmilch dazu reichen.

Abendessen

Überbackenes Baguette

- ▲ 100 g Kopfsalat
- 1 EL Essig
- 1 TL Wasser
- Salz, Pfeffer
- 1 TL Öl
- 1 EL saure Sahne
- 1 TL gehackter Dill
- ▲ 2 dicke Baguettescheiben
- ▼ 1 TL Kräuterbutter
- ▲ 1 kleine Zwiebel
- ▼ 3 EL geriebener Edamer (30% Fett i. Tr.)

1. Den Backofen auf 180°C vorheizen. Salat verlesen, waschen und zerzupfen.
2. Essig, Wasser, Salz, Pfeffer, Öl, saure Sahne und Dill zu einer Salatsauce verrühren, über den Salat geben.
3. Baguettescheiben mit Kräuterbutter bestreichen. Zwiebel schälen, in feine Ringe schneiden und darauf legen. Käse darauf streuen.
4. Das Baguette etwa 10 Minuten im Ofen überbacken. Salat mischen und dazu reichen.

5. Tag (1120 kcal, 28 g Fett, 9 Fettaugen)

Frühstück

Bananenmüsli

- ▲ 1 Banane
- 100 ml Aprikosensaft
- ▲ 2–3 EL kernige Haferflocken

1. Die Banane schälen und in Scheiben schneiden.
2. Aprikosensaft und Haferflocken dazugeben, alles mischen.

Zwischenmahlzeit

Tomaten-Gurken-Salat

- ▲ 2 Tomaten
- ▲ 250 g Salatgurke
- 1 TL gehackte Kräuter
- Pfeffer, Salz

1. Tomaten waschen und achteln. Gurke schälen, halbieren und in Scheiben schneiden.
2. Die Rohkost mit Kräutern, Pfeffer und Salz abschmecken.

Mittagessen

- ▲ 90 g Naturreis
- Salz
- ▼ 120 g mageres Rindersteak
- Pfeffer
- ▲ 1 Zwiebel
- ▲ 3 kleine Möhren
- 1 TL Öl
- 3 EL Wasser
- 1 EL gehackte Petersilie

Geschnetzeltes mit Reis

1. Reis im leicht gesalzenen Wasser bißfest garen. Inzwischen das Fleisch in dünne Streifen schneiden, mit Salz und Pfeffer würzen.

2. Zwiebel schälen, in Streifen schneiden. Möhren schälen, in Scheiben schneiden.

3. Öl in einer Pfanne erhitzen und die Fleischstreifen darin anbraten. Zwiebelstreifen dazugeben und glasig dünsten.

4. Möhren und das Wasser dazugeben, alles zugedeckt etwa 10 Minuten garen und mit Petersilie bestreuen.

Zwischenmahlzeit

- 3 EL Magerquark
- 80 ml Milch (1,5% Fett)
- ▼ 1 EL Kakaopulver
- ▲ 1 Kiwi

Schokoquark

1. Den Quark mit der Milch und dem Kakaopulver glattrühren.

2. Die Kiwi schälen, in Scheiben schneiden und dazu servieren. Die Kiwi nicht in den Quark geben, sonst wird er bitter!

Abendessen

- ▲ 1 Mandarine
- ▼ 1 Scheibe Käse (30% Fett i. Tr.)
- ▼ 2 Scheiben Lachsschinken
- ▲ 2 kleine Gewürzgurken
- ▲ 1 Scheibe Vollkorntoastbrot, getoastet

Herzhaftes Allerlei

1. Mandarine schälen, in Scheiben schneiden und auf einen Teller legen. Käse und Schinken als Röllchen dazulegen.

2. Gewürzgurken in Scheiben schneiden und dazulegen. Den Toast dazu reichen.

6. Tag (1020 kcal, 27 g Fett, 9 Fettaugen)

Frühstück

Apfel-Quark-Müsli

1. Den Quark mit Milch verrühren. Apfel waschen, halbieren, entkernen, würfeln und unter den Quark heben.
2. Müslimischung auf den Quark geben.

- 1 EL Magerquark
- 100 ml Milch (1,5% Fett)
- ▲ 1 kleiner Apfel
- ▲ 2 EL Müslimischung ohne Zucker

Zwischenmahlzeit

Obst

Die Weintrauben gründlich waschen.

- ▲ 75 g Weintrauben (oder eine andere Obstsorte)

Mittagessen

Maissalat

1. Das Wasser mit dem Salz zum Kochen bringen. Die gefrorenen Erbsen im Salzwasser zugedeckt etwa 4 Minuten bei milder Hitze kochen. Abtropfen und abkühlen lassen.
2. Maiskörner abtropfen lassen. Apfel waschen, vierteln, entkernen und würfeln. Kresse abschneiden, kalt abbrausen und trockenschütteln.
3. Erbsen, Mais und Apfelwürfel mischen.
4. Joghurt mit Zitronensaft verrühren. Mit Salz, Paprika und Zucker abschmecken. Den Salat mit der Sauce mischen. Kresse hacken, unter den Salat heben.

- 4 EL Salzwasser
- ▲ 60 g TK-Erbsen
- ▲ 125 g Maiskörner aus der Dose
- ▲ 1 säuerlicher Apfel
- 1/4 Kästchen Kresse
- ▼ 150 g Joghurt (1,5% Fett)
- 1 TL Zitronensaft
- Salz, Paprikapulver edelsüß
- 1/2 TL Zucker

▲ 1 Scheibe Vollkornbrot	
▼ 1 TL Butter oder Margarine	
▼ 1 Scheibe Käse (30% Fett i. Tr.)	
▲ 1 Tomate	
▲ 120 g Salatgurke	

Zwischenmahlzeit

Käsebrot mit Rohkost

1. Das Brot mit Butter oder Margarine bestreichen und den Käse darauf legen.
2. Tomate waschen und achteln. Gurke schälen und in Scheiben schneiden. Beides zum Brot reichen.

▲ 200 g Spargel aus der Dose	
▼ 1 Scheibe gekochter Schinken	
1 EL gehackte Petersilie	
▲ 1 Scheibe Vollkorntoastbrot, getoastet	

Abendessen

Schinkenröllchen

1. Spargel abtropfen lassen und mit dem Schinken umwickeln. Mit der Petersilie bestreuen.
2. Das Toastbrot dazu reichen.

Für den folgenden Tag über Nacht 190 g TK-Beeren auftauen lassen.

7. Tag (1065 kcal, 20 g Fett, 7 Fettaugen)

▼ 2–3 EL saure Sahne	
50 ml Milch (1,5% Fett)	
▲ 150 g aufgetaute TK-Beeren	
▲ 1 EL Müslimischung ohne Zucker	
1 TL Kokosraspel	

Frühstück

Beerenmüsli

1. Saure Sahne mit der Milch glattrühren. Beeren darunterheben.
2. Müslimischung und Kokosraspel darauf geben.

Zwischenmahlzeit

▼ 300 ml Buttermilch
oder 100 ml Milch
(1,5% Fett)

Buttermilch
Die Buttermilch oder die Milch im Glas servieren.

Mittagessen

▲ 1 Zwiebel
▲ 2 kleine Möhren
▲ 180 g Kartoffeln
1 TL Öl
2 TL gekörnte Brühe
1/8 l Wasser
Currypulver
Paprikapulver edel-süß
▲ 80 g TK-Erbsen
Salz, Pfeffer
gehackte Zitronen-melisse
gehackte Petersilie

Gemüseeintopf
1. Zwiebel, Möhren und Kartoffeln schälen und würfeln. Die Zwiebel im Öl glasig dünsten. Möhren und Kartoffeln dazugeben.
2. Gekörnte Brühe im Wasser auflösen und zum Gemüse geben.
3. Den Eintopf mit Curry und Paprika würzen und zugedeckt etwa 10 Minuten köcheln lassen.
4. Erbsen hinzugeben, alles weitere 5 Minuten köcheln lassen.
5. Eintopf mit Salz und Pfeffer abschmecken, mit Kräutern bestreuen.

Zwischenmahlzeit

Beeren-Tiramisu

▲ 40 g aufgetaute TK-Beeren
▲ 1 Zwieback
60 ml Milch (1,5% Fett)
1 Msp. Vanillemark aus der Vanilleschote
1 TL Speisestärke

1. Beeren auf den Zwieback geben und den Beerensaft etwas einziehen lassen.
2. 1 Eßlöffel der Milch abnehmen, die restliche Milch mit Vanillemark zum Kochen bringen. Milch vom Herd ziehen. Speisestärke mit dem restlichen Eßlöffel Milch verrühren und in die Milch geben.
3. Die Sauce etwa 1 Minute unter Rühren aufkochen und, noch warm, über den Zwieback geben.

Abendessen

Brot mit Kräuterquark

▲ 1 Scheibe Vollkornbrot
▼ 1 TL Butter oder Margarine
1 EL Magerquark
1 EL Milch (1,5% Fett)
etwas Zitronensaft
1 TL gehackte Kräuter
▲ ½ kleine Paprikaschote

1. Das Brot mit Butter oder Margarine bestreichen. Quark mit Milch glattrühren, mit Zitronensaft abschmecken, Kräuter darunterrühren. Kräuterquark auf das Brot streichen.
2. Paprikaschote waschen, entkernen, in Streifen schneiden und zum Brot servieren.

Frühstück

Brot mit Geflügelwurst und Kräuterquark

2 Fettaugen

1. Das Brot mit Butter oder Margarine bestreichen und halbieren.
2. Die Geflügelwurst auf die eine, den Quark auf die andere Brothälfte geben.
3. Gurke schälen, in dünne Scheiben schneiden und auf beide Brothälften legen.

- ▲ 1 Scheibe Vollkornbrot
- ▼ 1 TL Butter oder Margarine
- ▼ 1 Scheibe Geflügelwurst
- 1 EL Magerquark
- 1 TL gehackte Kräuter
- ▲ 100 g Salatgurke

Apfel-Bananen-Müsli

2 Fettaugen

1. Apfel waschen, halbieren, entkernen und würfeln. Banane schälen und dann in Scheiben schneiden.
2. Das Obst mit der Müslimischung vermengen und den Orangensaft darübergeben.

- ▲ 1 kleiner Apfel
- ▲ 1 kleine Banane
- ▲ 3 EL Müslimischung ohne Zucker
- ▲ 150 ml Orangensaft

Brötchen mit Honig und Marmelade

3 Fettaugen

1. Das Brötchen halbieren. Die eine Hälfte mit Butter oder Margarine und Honig bestreichen.
2. Auf die andere Hälfte Schmand und Marmelade geben.

- ▲ 1 Vollkornbrötchen
- ▼ 1 TL Butter oder Margarine
- ▲ 1 TL Honig
- ▼ 1 EL Schmand (saure Sahne extra)
- ▲ 1 TL Marmelade

▼ 2 EL Magerquark
▼ 2 EL Joghurt
(1,5% Fett)
150 ml Milch
(1,5% Fett)
▲ 1 Banane
▲ 1 Nektarine
1 TL Kokosraspel
▲ 1 EL Müslimischung
ohne Zucker

Bananen-Quark-Müsli

2 Fettaugen

1. Quark und Joghurt mit Milch glattrühren. Banane schälen, zerdrücken und darunterheben.
2. Nektarine waschen, halbieren, entsteinen, würfeln und zum Quark geben.
3. Kokosraspel und Müslimischung darauf streuen.

Zwischenmahlzeiten

▲ 1 Orange
▼ 2–3 EL körniger
Frischkäse
▼ 2 EL Joghurt
(1,5% Fett)
▲ 1 Zwieback

Orange mit Frischkäse

1 Fettauge

1. Orange schälen und in ihre Filets zerteilen. Frischkäse mit Joghurt mischen und über die Orangenfilets geben.
2. Zwieback dazu reichen.

▼ 125 g Magerquark
▼ 1 EL saure Sahne
Koblauchpulver
1 Spritzer Zitronen-
saft
1 TL gehackte
Kräuter
Pfeffer
▲ 1 Scheibe
Vollkornbrot
▲ 60 g Radieschen

Brot mit Kräuterquark

1 Fettauge

1. Quark mit saurer Sahne verrühren, mit Knoblauch, Zitronensaft, Kräutern und Pfeffer abschmecken.
2. Kräuterquark auf das Brot streichen.
3. Radieschen waschen, putzen und dazu reichen.

1 Orange oder
70 ml Orangensaft
▼ 125 g Magerquark
1 TL Zucker

Orangenquark

1 Fettauge

1. Die Orange auspressen.
2. Quark mit Orangensaft und Zucker glattrühren.

Möhrenrohkost

1 Fettauge

1. Möhren schälen und grob raspeln.
2. Joghurt mit Zitronensaft und Petersilie verrühren und über die Raspeln geben.
3. Tomate waschen, achteln und dazu reichen.

▲ 3 Möhren
▼ 2 EL Joghurt (1,5% Fett)
1 Spritzer Zitronensaft
1 TL gehackte Petersilie
▲ 1 Tomate

Obstsalat

2 Fettaugen

1. Trauben waschen und halbieren. Apfel waschen, halbieren, entkernen und würfeln. Banane schälen und dann in Scheiben schneiden.
2. Etwas Zitronensaft über das Obst geben.
3. Schmand, Milch, Vanillemark und Zucker miteinander verrühren, unter das Obst geben.

▲ 50 g Weintrauben
▲ 1 Apfel
▲ 1 Banane
etwas Zitronensaft
▼ 1 EL Schmand (saure Sahne extra)
2 EL Milch (1,5% Fett)
1 Msp. Vanillemark aus der Vanilleschote
½ TL Zucker

Buttermilch mit Zwieback

1 Fettauge

Buttermilch oder Milch im Glas zusammen mit dem Zwieback servieren.

▼ 300 ml Buttermilch oder 100 ml Milch (1,5% Fett)
▲ 2 Zwiebäcke

Gemüsesüppchen

0 Fettaugen

1. Das Wasser zum Kochen bringen und die gekörnte Brühe darin auflösen.
2. Das Suppengemüse hineingeben und alles etwa 10 Minuten köcheln lassen. Mit Petersilie bestreuen.
3. Das Brot dazu reichen.

¼ l Wasser
1 TL gekörnte Brühe
▲ 100 g TK-Suppengemüse
1 TL gehackte Petersilie
▲ 1 Scheibe Vollkornbrot

Käsebrot mit Tomaten

- ▲ 1 Scheibe Vollkornbrot
- ▼ 1 TL Butter oder Margarine
- ▼ 1 Scheibe Käse (20–40% Fett i. Tr.)
- ▲ 1 Tomate
- ▲ 80 g Radieschen

3 Fettaugen

1. Das Brot mit Butter oder Margarine bestreichen und den Käse darauf legen.
2. Tomate waschen, in Scheiben schneiden und auf den Käse legen.
3. Radieschen waschen, putzen und dazu reichen.

Spargelsalat

- ▲ 1 Tomate
- ▲ 100 g Spargel aus der Dose
- ▼ 2 EL Joghurt (1,5% Fett)
- ¼ TL Senf
- Salz
- 1 EL gehackte Petersilie
- 2–3 Salatblätter

1 Fettauge

1. Tomate über Kreuz einritzen, überbrühen, enthäuten und durch ein Sieb streichen. Spargel in kleine Stücke schneiden.
2. Joghurt, Senf, Salz, Petersilie und Tomatenpüree zu einer Sauce verrühren und sie unter den Spargel heben.
3. Den Salat auf den Salatblättern anrichten.

Paprikasalat

- ▲ 3 EL Naturreis
- Salz
- ▲ ½ Paprikaschote
- ▲ 1 kleine Zwiebel
- ▲ 1 Tomate
- ▲ 70 g Mais aus der Dose
- 1 TL Zitronensaft
- 1 TL Öl
- Pfeffer
- 1 EL Schnittlauchröllchen

2 Fettaugen

1. Reis im Salzwasser bißfest kochen und auskühlen lassen.
2. Inzwischen Paprika waschen, putzen und in Streifen schneiden. Zwiebel schälen und würfeln.
3. Tomate waschen, würfeln und mit den Zwiebeln zu den Paprikastreifen geben. Den abgetropften Mais daruntermischen.
4. Zitronensaft, Öl, etwas Pfeffer und Schnittlauch zu einer Marinade verrühren.
5. Das Gemüse mit dem Reis und der Marinade mischen.

Linseneintopf und Aprikosengrütze

5 Fettaugen

▲ 80 g Linsen
400 ml Wasser
▲ 1/4 Bund Suppengrün
▲ 2 Zwiebeln
▲ 1 große Kartoffel
200 ml Aprikosensaft
50 ml Wasser
1 1/2 EL Sago
1 TL Zitronensaft
▲ 1 kleine Stange Lauch
2 TL Essig
1/2 TL gekörnte Brühe
Salz, Pfeffer, Majoran
1 TL Öl
▼ 1 EL Schmand (saure Sahne extra)
1 TL gehackte Petersilie
▲ 1 Scheibe Vollkornbrot

1. Für den Eintopf die Linsen über Nacht in dem Wasser quellen lassen. Am nächsten Tag mit dem Einweichwasser zum Kochen bringen.
2. Suppengrün waschen, putzen und kleinschneiden. Die eine Zwiebel und die Kartoffel schälen und würfeln.
3. Das Gemüse zu den Linsen geben und die Suppe 50 bis 60 Minuten köcheln lassen.
4. Inzwischen für die Grütze den Saft mit dem Wasser zum Kochen bringen. Sago hinzugeben und alles 15–30 Minuten quellen lassen. Dann den Zitronensaft darunterrühren.
5. Lauch putzen, waschen und in Streifen schneiden. Zusammen mit Essig, gekörnter Brühe, Salz, Pfeffer und Majoran die letzten 15 Minuten in der Suppe mitköcheln lassen.
6. Einige weichgekochte Kartoffelwürfel mit einer Gabel im Eintopf zerdrücken. Die zweite Zwiebel schälen, würfeln, in dem Öl glasig dünsten und in den Eintopf geben.
7. Den Eintopf mit Schmand und Petersilie garnieren.

Dazu das Vollkornbrot reichen. Die Grütze gibt's zum Nachtisch.

Kidneybohnengemüse

5 Fettaugen

- ▲ 60 g Kidneybohnen
- ▲ 1 Zwiebel
- ▲ 1 Möhre
- ▲ ½ Lauchstange
- 1 Peperoni
- 2 TL Ölivenöl
- ¼ l Gemüsebrühe
- ▲ 4 EL Maiskörner
- ▲ ½ rote Paprikaschote
- ▲ ½ grüne Paprikaschote
- 1 EL Tomatenmark
- 1 EL Weizenvollkornmehl
- 1 TL Paprikapulver
- Salz, Pfeffer
- ▼ 1 EL Crème fraîche
- 1 EL Schnittlauchröllchen

1. Kidneybohnen über Nacht in Wasser quellen lassen. Am nächsten Tag Zwiebel schälen und fein hacken. Möhre schälen und würfeln, Porree waschen und in dünne Ringe schneiden, Peperoni fein hacken.
2. 1 Teelöffel Öl in einem Topf erhitzen und Zwiebel darin dünsten. Bohnen mit der Gemüsebrühe dazugeben, das Ganze 30–40 Minuten köcheln lassen.
3. Gemüse und Mais nach etwa 15 Minuten hinzufügen.
4. Paprika würfeln und in 1 Teelöffel Öl weichdünsten, Tomatenmark hineinrühren, mit Mehl bestäuben und das Ganze unter die Bohnen rühren.
5. Bohnen mit Paprika, Salz und Pfeffer würzen. Crème fraîche darunterziehen. Mit Schnittlauch bestreuen.

Hühnerkeule mit Rosenkohl und Reis

8 Fettaugen

- ▲ 1 EL Naturreis
- 3 EL Wasser
- Salz
- ▼ 1 kleine Hühnerkeule
- Pfeffer
- Paprikapulver
- ▼ 1 EL Olivenöl
- ▲ 1 Zwiebel
- ▲ 200 g Rosenkohl
- wenig Gemüse- oder Fleischbrühe

1. Den Reis im Salzwasser bißfest garen.
2. Inzwischen die Hühnerkeule mit Salz, Pfeffer und Paprika einreiben und im Öl ½ Stunde braten. Die Zwiebel schälen, in Ringe schneiden und kurz mitbraten.
3. Den Rosenkohl putzen, waschen und in der Brühe bißfest garen. Anschließend abgießen.
4. Keule, Reis und Rosenkohl zusammen anrichten.

Gemüsepfanne mit Kartoffeln

4 Fettaugen

1. Kartoffeln als Salzkartoffeln kochen.
2. Inzwischen Lachsschinken würfeln. Zwiebel schälen und würfeln. Möhren putzen, schälen und in Scheiben schneiden. Kohl waschen und in Streifen schneiden.
3. Schinken in einer Pfanne anbraten. Zwiebel kurz mitbraten. Chinakohl und Möhren dazugeben und mit Salz und Pfeffer würzen.
4. Die gekörnte Brühe in dem Wasser auflösen, über das Gemüse gießen, alles 10–15 Minuten zugedeckt dünsten.
5. Die Gemüsepfanne mit der sauren Sahne garnieren und zu den Kartoffeln servieren.

▲ 180 g Kartoffeln
Salz
▼ 50 g Lachsschinken
▲ 1 Zwiebel
▲ 3 kleine Möhren
▲ 200 g Chinakohl
Pfeffer
1 TL gekörnte Brühe
60 ml Wasser
▼ 1 EL saure Sahne

Gefüllter Zucchino

5 Fettaugen

1. Zucchino halbieren, aushöhlen und 5–10 Minuten in wenig leicht gesalzenem Wasser vorgaren. Das ausgelöste Fruchtfleisch und die Tomate klein würfeln. Zwiebeln fein hacken.
2. Reis bißfest kochen.
3. Aus Tatar, Ei und Gemüse einen Teig kneten, ihn würzen und in den Zucchino füllen. 10–20 Minuten in einem zugedeckten Topf in der Fleischbrühe auf dem Herd garen.
4. Zwischendurch mit Brühe übergießen. Die Zucchinohälften aus dem Topf nehmen.
5. Tomatenmark, saure Sahne und Kräuter in die Brühe einrühren und sie über den Zucchino gießen.

▲ 1 Zucchino
Salz
▲ 1 große Tomate
2 Zwiebeln
▲ 40 g Naturreis
▼ 70 g Tatar
▼ 1 Ei
Pfeffer
⅛ l Fleischbrühe
1 EL Tomatenmark
▼ 2 EL saure Sahne
2 EL gehackte Kräuter

Überbackener Lauch mit Reis

4 Fettaugen

▲ 40 g Naturreis
100 ml Wasser
▲ 300 g Lauch
1/4 l Gemüsebrühe
1/2 TL Öl
▼ 1 EL saure Sahne
▼ 1 EL geriebener Gouda
▼ 1 kleines Ei
Salz, Pfeffer, Muskat

1. Den Reis im Wasser bißfest kochen. Den Backofen auf 200°C vorheizen.
2. Lauch waschen und in 3 cm lange Stücke schneiden. In der Gemüsebrühe 5–10 Minuten bißfest garen.
3. Eine Auflaufform mit Öl ausstreichen. Den Reis darin verteilen, Lauch aus der Brühe nehmen und darübergeben.
4. Saure Sahne, Käse und Ei in die abgekühlte Brühe rühren, sie würzen und über den Lauch gießen. Im Ofen 15–20 Minuten backen.

Fisch-Gemüse-Auflauf

3 Fettaugen

▲ 200 g Kartoffeln
▼ 150 g Kabeljaufilet
1 TL Zitronensaft
Salz
▲ 2 kleine Möhren
▲ 1 rote Paprikaschote
▲ 1 Stange Lauch
▼ 1 TL Butter für die Form
1 Eiweiß
3 EL Milch (1,5% Fett)
70 ml Gemüsebrühe
Pfeffer
1 Prise Safranpulver
1 EL gehackte Petersilie

1. Die Kartoffeln zunächst als Pellkartoffeln kochen. In der Zwischenzeit den Backofen auf 175°C vorheizen. Den Fisch waschen, trockentupfen, würfeln, mit Zitronensaft beträufeln und leicht salzen.
2. Gemüse putzen und in dünne Scheiben schneiden, in etwas Wasser 5 Minuten bißfest garen.
3. Eine Auflaufform mit Butter ausstreichen. Fisch, Gemüse und die in Scheiben geschnittenen Kartoffeln hineingeben.
4. Eiweiß mit Milch, Brühe und Gewürzen verrühren und über den Auflauf gießen. Diesen zugedeckt 20–30 Minuten garen. Dann mit Petersilie bestreuen.

Rinderfilet mit Rotkohlsalat

6 Fettaugen

1. Die Pellkartoffeln kochen, dann pellen.
2. Inzwischen Rotkohl putzen, waschen und raspeln. Essig, Salz, Pfeffer und 1 Teelöffel Öl daruntermischen.
3. Apfel waschen, halbieren, entkernen und würfeln. Zwiebel schälen, würfeln und mit Apfel und Kohl mischen.
4. Die gepellten Kartoffeln in Scheiben schneiden. Rinderfilet in 1 Teelöffel Öl auf jeder Seite etwa 1 Minute anbraten, an den Pfannenrand schieben.
5. Die Kartoffeln neben dem Fleisch in der Pfanne goldbraun braten.

▲ 150 g Kartoffeln
▲ 200 g Rotkohl
3 TL Essig
Salz, Pfeffer
2 TL Öl
▲ 1 säuerlicher Apfel
▲ 1 Zwiebel
▲ 120 g Rinderfilet

Nudeln mit Brokkoli

2 Fettaugen

1. Salat verlesen, waschen und zerpflücken. Radieschen waschen, putzen, in Scheiben schneiden und zum Salat geben.
2. Aus Joghurt, Senf, Salz, Pfeffer, Knoblauchpulver und Zucker eine Sauce rühren.
3. Nudeln im Salzwasser bißfest kochen. Inzwischen Brokkoli putzen und weichdünsten.
4. Milch erhitzen. Gekörnte Brühe, etwas Pfeffer und Muskat daruntermischen.
5. Speisestärke mit etwas Wasser anrühren, in der Milch kurz aufkochen lassen.
6. Die Sauce über die Nudeln und den Brokkoli geben. Den Salat mit der Joghurtsauce mischen und dazu servieren.

▲ 150 g Kopfsalat
▲ 80 g Radieschen
▼ 60 g Joghurt
(1,5% Fett)
1/4 TL Senf
Salz, Pfeffer
Knoblauchpulver
1/2 TL Zucker
▲ 80 g Hartweizen-
nudeln ohne Ei
(italienische Nudeln)
▲ 150 g Brokkoli
140 ml Milch
(1,5% Fett)
1 TL gekörnte Brühe
Muskat
1–2 TL Speisestärke

▲ 250 g Kartoffeln
▲ 150 g Feldsalat
1½ EL Zitronensaft
1 EL Wasser
1 TL Zucker
1½ TL Öl
▼ 130 g Schollenfilet
Salz, Pfeffer
1 Zwiebel
▲ 1 Tomate
▲ 80 g Champignons
1 TL gehackte
Petersilie

Schollenfilet mit Gemüse und Feldsalat

3 Fettaugen

1. Kartoffeln waschen und als Pellkartoffeln kochen.
2. Inzwischen den Feldsalat waschen und verlesen. Für die Marinade 1 Eßlöffel Zitronensaft mit dem Wasser und 1 Teelöffel Öl verrühren. Mit Salz, Pfeffer und Zucker abschmecken.
3. Schollenfilet mit ½ Eßlöffel Zitronensaft beträufeln, mit Salz und Pfeffer würzen.
4. Zwiebel schälen, würfeln und in ½ Teelöffel Öl glasig dünsten. Fischfilet hinzugeben und etwa 2 Minuten braten. Herausnehmen.
5. Tomate waschen und in Scheiben schneiden. Pilze putzen und in Scheiben schneiden.
6. Schollenfilet in die Pfanne geben, mit dem Gemüse belegen und zugedeckt 3–5 Minuten bei schwacher Hitze garen. Mit Salz, Pfeffer und Petersilie würzen.
7. Feldsalat mit der Marinade mischen und mit den Kartoffeln zum Fisch reichen.

Kalbsfrikassee mit Reis

3 Fettaugen

1. Den Reis bißfest kochen.
2. Die Brühe zum Kochen bringen, das Fleisch mit dem Lorbeerblatt darin etwa 15 Minuten köcheln lassen.
3. Die Champignons putzen und in Scheiben, den Spargel in Stücke schneiden.
4. Das Fleisch aus der Brühe nehmen und in Streifen schneiden. Die Sahne in die Brühe geben, etwas einkochen lassen, mit Salz und Pfeffer würzen.
5. Fleisch, Champignons und Spargel in der Sauce erwärmen, zuletzt die Petersilie hizufügen.

- ▲ 40 g Naturreis
- 1/4 l Fleischbrühe
- ▼ 100 g Kalbfleisch
- 1/2 Lorbeerblatt
- ▲ 100 g Champignons
- ▲ 150 g Spargel aus der Dose
- ▼ 1 EL Schlagsahne
- Salz, Pfeffer
- 1 TL gehackte Petersilie

Putenröllchen mit Erbsen

3 Fettaugen

1. Putenschnitzel auf einer Seite mit Tomatenmark bestreichen, und mit Salz, Pfeffer und Petersilie würzen. Zusammenrollen und feststecken.
2. Suppengrün putzen, waschen und kleinschneiden. Zwiebel in Scheiben schneiden.
3. Roulade in Öl von allen Seiten kurz anbraten. Suppengrün und Zwiebel kurz mitbraten. Mit 150 ml Wasser ablöschen, 8–10 Minuten schmoren.
4. Erbsen in 70 ml Wasser zugedeckt 8–10 Minuten garen.
5. Die gegarte Roulade herausnehmen, das Gemüse pürieren. Speisestärke in wenig Wasser anrühren, zum Gemüse geben und es kurz aufkochen lassen.
6. Sauce mit Salz, Pfeffer und Petersilie abschmecken.

- ▼ 1 Putenschnitzel (100 g)
- 1 TL Tomatenmark
- Salz, Pfeffer
- gehackte Petersilie
- ▲ 1/2 Bund Suppengrün
- 1 kleine Zwiebel
- 1 TL Öl
- 220 ml Wasser
- ▲ 150 g TK-Erbsen
- 1 EL Speisestärke

▲ 2 Scheiben Vollkornbrot
▼ 1 EL Butter oder Margarine
▲ 2 Salatblätter
▼ 2 Scheiben Geflügelwurst
▲ 80 g Salatgurke

Geflügelbrote mit Gurke

4 Fettaugen

1. Die Brotscheiben mit Butter oder Margarine bestreichen. Salatblätter und Geflügelwurst darauf legen.
2. Gurke schälen, in dünne Scheiben schneiden und auf die Brote legen.

▲ 250 g Kartoffeln
▲ 2 Tomaten
▼ 2 EL Joghurt (1,5% Fett)
1 EL Milch (1,5% Fett)
1/4 TL Senf
Pfeffer
1 TL Schnittlauchröllchen
1 Zwiebel
1 TL Öl
▼ 1 Ei
Salz
Paprikapulver edelsüß

Bratkartoffeln mit Spiegelei und Tomatensalat

4 Fettaugen

1. Kartoffeln waschen und als Pellkartoffeln kochen. Abkühlen lassen, pellen und in Scheiben schneiden. (Die Pellkartoffeln können auch schon am Vortag zubereitet werden.)
2. Inzwischen Tomaten waschen und in Scheiben schneiden. Joghurt, Milch, Senf, Pfeffer und Schnittlauch zu einer Sauce verrühen. Diese unter die Tomaten heben.
3. Zwiebel schälen, würfeln und im Öl glasig dünsten. Kartoffelscheiben dazugeben, goldbraun braten und an den Pfannenrand schieben.
4. Das Ei auf der freien Pfannenfläche als Spiegelei braten. Ei und Bratkartoffeln mit Salz, Pfeffer und Paprikapulver würzen.
5. Den Salat dazu servieren.

Toast mit Birne und Preiselbeeren

3 Fettaugen

- ▲ 1 Scheibe Vollkornbrot
- ▼ 1 TL Butter oder Margarine
- ▲ 1 Birne
- ▲ 2 TL Preiselbeeren aus dem Glas
- ▼ 30 g Camembert (30% Fett i. Tr.)

1. Den Backofen auf 200°C vorheizen. Das Brot kurz toasten und abkühlen lassen. Mit Butter oder Margarine bestreichen.
2. Birne schälen, halbieren, entkernen und mit den Preiselbeeren auf das Brot legen.
3. Camembert in dünne Scheiben schneiden und darauf legen.
4. Das Brot im Ofen etwa 10 Minuten überbacken.

Gebratener Chicoree

3 Fettaugen

- ▲ 150 g Chicoree
- ▼ 1 TL Butter oder Margarine
- Salz, Pfeffer
- ▲ 1 säuerlicher Apfel
- 2 EL Wasser
- ½ TL Zucker
- ▲ 1 Scheibe Vollkornbrot
- ▼ 150 ml Milch (1,5% Fett)

1. Chicoree waschen, der Länge nach halbieren und den Strunk keilförmig herausschneiden.
2. Chicoreehälften in einer Pfanne in dem Fett etwa 5 Minuten von beiden Seiten anbräunen. Mit Salz und Pfeffer würzen.
3. Apfel schälen, vierteln, entkernen und würfeln. Zum Chicoree in die Pfanne geben und kurz mitbraten.
4. Alles mit dem Wasser ablöschen und etwa 3 Minuten zugedeckt dünsten. Eventuell mit Zucker abschmecken.
5. Brot würfeln und auf einen Teller geben. Chicoree und Apfelwürfel sowie Saft darübergeben. Die Milch dazu reichen.

Salatplatte

3 Fettaugen

▲ 120 g Salatgurke
▲ 1 Tomate
▲ 2 kleine Möhren
▲ 100 g Rettich
▲ 200 g Feldsalat
▼ 2 EL saure Sahne
2 EL Milch (1,5% Fett)
Paprikapulver edelsüß
Pfeffer, Knoblauchpulver
1 EL gehackte Kräuter
▲ 2 Scheiben Toastbrot, getoastet

1. Gurke schälen und in Scheiben schneiden. Tomate waschen und in Scheiben schneiden.
2. Möhren und Rettich schälen und grob raspeln. Feldsalat waschen und verlesen.
3. Gemüse und Salat auf einem Teller anrichten.
4. Saure Sahne mit Milch, Gewürzen und Kräutern verrühren. Die Sauce über die Salatzutaten geben.
5. Die Toastscheiben dazu reichen.

Würzig-pikante Brote

4 Fettaugen

▲ 2 Scheiben Vollkornbrot
▼ 1 EL Butter oder Margarine
▼ 1 Scheibe Corned beef
▲ 1 Gewürzgurke
▼ 100 g Harzerkäse
½ Zwiebel

1. Die Brotscheiben mit Butter oder Margarine bestreichen. Die eine Brotscheibe mit Corned beef belegen. Gewürzgurke dazulegen.
2. Die andere Brotscheibe mit Käse (in Scheiben) belegen. Zwiebel schälen, in dünne Scheiben schneiden und darauf verteilen.

Tips zur Fettaugentabelle

Die nachfolgende Tabelle enthält über 900 Lebensmittel und Standardgerichte in alphabetischer Reihenfolge. Angegeben sind dabei jeweils die Fettaugen pro Portion sowie pro 100 g.
Wenn Sie die Menge des von Ihnen verzehrten Lebensmittels nicht in der Tabelle finden, dann rechnen Sie die Werte bitte um. Dabei ist es am besten, wenn Sie immer die Menge zum Umrechnen zugrundelegen (Portion oder 100 g), die der von Ihnen verzehrten am nächsten kommt.
Da wir bei der Umrechnung des Fettgehalts in die Fettaugen einige Werte runden mußten, kann es in einigen Fällen zu geringfügigen Abweichungen zwischen den Fettaugenwerten pro Portion und pro 100 g kommen. Dies sollte Sie aber nicht verunsichern.
Fleischstücke finden Sie immer unter der jeweiligen Fleischsorte (Rind, Kalb und Schwein). Alle anderen Lebensmittel und Gerichte sind in alphabetischer Reihenfolge aufgelistet. Sollten Sie ein bestimmtes Lebensmittel nicht finden, dann nehmen Sie die Werte eines vergleichbaren.

Abkürzungen in der Tabelle:

EL	= Eßlöffel
TL	= Teelöffel
St.	= Stück
Sch.	= Scheibe
P.	= Portion
Ku.	= Kugel
B.	= Becher
T.	= Tasse
Zub.	= Zubereitung (fertiges Gericht)
g	= Gramm
ml	= Milliliter
Fett i. Tr.	= Fett in der Trockenmasse
■	= enthält geringe Fettmengen
–	= enthält kein Fett

Fettaugentabelle

Lebensmittel	Portions-größe	Fettaugen pro Portion	Fettaugen pro 100 g
Aal, geräuchert	1 P. = 50g	5	11
Acerola, frisch	1 St. = 15g	–	–
Acerola, getrocknet	1 TL = 5g	–	–
Acerola (Konserve)	1 St. = 15g	–	–
Acerolasaft	1 Glas = 200g	–	–
Amerikaner aus Rührteig	1 St. = 70g	2	2
Ananas, frisch	1 Sch. = 80g	–	–
Ananas, getrocknet	1 TL = 5g	–	–
Ananas (Konserve)	1 Sch. = 80g	–	–
Ananassaft	1 Glas = 200g	–	–
Apfel, frisch	1 St. = 125g	–	–
Apfel, getrocknet	1 St. = 15g	–	–
Apfelkompott	1 P. = 150g	–	–
Apfelkuchen, gedeckt, aus Mürbeteig	1 St. = 100g	2	2
Apfelkuchen aus Hefeteig	1 St. = 100g	1	1
Apfelkuchen aus Rührteig	1 St. = 100g	3	3
Apfelmus	1 P. = 150g	–	–
Apfelsaft	1 Glas = 200g	–	–
Apfelscheiben in Rumteig	1 St. = 70g	■	1
Apfelstrudel	1 St. = 75g	1	1
Apfelwein	1 Glas = 200g	–	–
Appenzeller 50% Fett i. Tr.	1 Sch. = 30g	3	10
Aprikose, frisch	1 St. = 45g	–	–
Aprikose, getrocknet	1 St. = 10g	–	–
Aprikose (Konserve)	1 St. = 25g	–	–
Aprikosenkompott	1 P. = 150g	–	–
Aprikosenmarmelade	1 TL = 10g	–	–
Aprikosentorte mit Nußrührteig	1 St. = 100g	3	3
Artischocken, frisch	1 St. = 120g	–	–
Artischockenböden (Konserve)	1 P. = 150g	–	–
Aubergine, frisch	1 St. = 200g	–	–
Avocado, frisch	1 St. = 200g	13	7
Baguette	1 St. = 250g	1	■
Baiser	1 St. = 15g	–	–
Bambussprossen, frisch	1 P. = 50g	–	–
Banane, frisch	1 St. = 80g	–	–
Banane, getrocknet	1 TL = 5g	–	–
Bananen im Ausbackteig	1 St. = 150g	1	1

Lebensmittel	Portionsgröße	Fettaugen pro Portion	Fettaugen pro 100 g
Barbecuegrillsauce	1 EL = 15g	–	–
Batate (Süßkartoffel)	1 St. = 50g	–	–
Bauernbratwurst	1 St. = 90g	7	7
Bauernfrühstück	1 P. = 150g	3	2
Baumkuchen	1 St. = 70g	5	8
Bavaria Blu 50% Fett i. Tr.	1 St. = 30g	3	10
Béchamelkartoffeln	1 P. = 150g	1	1
Beefsteak, deutsch	1 St. = 120g	5	4
Bel Paese 50% Fett i. Tr.	1 St. = 30g	3	10
Bergkäse 45% Fett i. Tr.	1 Sch. = 30g	3	10
Berliner aus Hefeteig	1 St. = 75g	3	4
Berliner Weiße mit Schuß	1 Glas = 250g	–	–
Bienenstich aus Hefeteig	1 St. = 75g	3	5
Bier, Export, hell	1 Glas = 250g	–	–
Bier, Pils, hell	1 Glas = 250g	–	–
Bier, Starkbier	1 Glas = 250g	–	–
Bier mit Limonade	1 Glas = 250g	–	–
Bierschinken/Schinkenpastete	1 Sch. = 30g	1	3
Bierwurst	1 Sch. = 30g	3	8
Big Mac	1 St. = 240g	8	3
Birne, frisch	1 St. = 120g	–	–
Birne, getrocknet	1 St. = 15g	–	–
Birne Helene	1 P. = 75g	2	3
Birne (Konserve)	1 St. = 60g	–	–
Birnenkompott	1 P. = 150g	–	–
Birnenkraut, gesüßt	1 TL = 10g	–	–
Birnensaft	1 Glas = 200g	–	–
Biskuitrolle mit Erdbeeren und Sahne	1 St. = 60g	2	4
Biskuitrolle mit Zitrone	1 St. = 60g	1	2
Biskuitschnitte	1 St. = 45g	2	4
Bismarckhering	1 St. = 150g	5	3
Blattspinat, frisch	1 P. = 200g	–	–
Bleichsellerie, frisch	1 P. = 200g	–	–
Blumenkohl, frisch	1 P. = 200g	–	–
Blumenkohl, überb. m. Béchamelsauce	1 P. = 150g	2	1
Blumenkohlgemüse, gedünstet	1 P. = 150g	2	1
Blutwurst	1 Sch. = 25g	3	14
Bockwurst	1 St. = 70g	6	8
Bohnen, dick, frisch	1 P. = 150g	–	–
Bohnen, dick, mit Speck	1 P. = 250g	5	2
Bohnen, grün, frisch	1 P. = 200g	–	–
Bohnen, weiß, frisch	1 P. = 150g	–	–

Lebensmittel	Portionsgröße	Fettaugen pro Portion	Fettaugen pro 100 g
Bohneneintopf	1 P. = 250g	4	2
Bohnengemüse, grün	1 P. = 150g	2	1
Boysenbeeren, frisch	1 St. = 5g	–	–
Boysenbeermarmelade	1 TL = 10g	–	–
Branntwein aus Getreide	1 Glas = 20ml	–	–
Bratäpfel	1 St. = 130g	3	2
Bratensauce, dunkel (Konserve)	1 P. = 25g	–	–
Brathering	1 St. = 100g	5	5
Bratkartoffeln	1 P. = 150g	2	1
Bratwurst, geräuchert	1 St. = 90g	7	7
Bratwurst, roh	1 St. = 120g	9	7
Brie 40% Fett i. Tr.	1 St. = 30g	2	6
Brie 60% Fett i. Tr.	1 St. = 30g	3	11
Brokkoli, frisch	1 P. = 200g	–	–
Brokkoli, gedünstet	1 P. = 150g	2	1
Brombeeren, frisch	1 St. = 8g	–	–
Brombeeren (Konserve)	1 St. = 8g	–	–
Brombeermarmelade	1 TL = 10g	–	–
Brot	1 Sch. = 50g	■	■
Brühe, Instantpulver	1 TL = 10g	■	1
Brühwürfel, fettreich	1 St. = 10g	1	9
Buchteln aus Hefeteig	1 St. = 90g	4	4
Buchweizen, Korn, geschält	1 EL = 20g	–	–
Buchweizengrütze	1 EL = 10g	–	–
Buchweizenschrot	1 EL = 20g	–	–
Buchweizenvollkornmehl	1 EL = 20g	–	–
Butter	1 EL = 10g	3	27
Butter, halbfett	1 EL = 10g	1	13
Buttergebäck aus Mürbeteig	1 St. = 10g	1	7
Butterkäse 45% Fett i. Tr.	1 Sch. = 30g	2	8
Butterkekse	1 St. = 5g	■	3
Butterkuchen aus Hefeteig	1 St. = 60g	3	5
Buttermilch	1 B. = 500g	1	■
Buttermilch mit Fruchtzubereitung	1 B. = 500g	1	■
Butterschmalz	1 TL = 10g	3	33
Cabanossi (Brühwurst)	1 St. = 125g	7	5
Calvados	1 Glas = 20ml	–	–
Camembert, gebacken	1 St. = 150g	8	5
Camembert 20% Fett i. Tr.	1 St. = 30g	1	3
Camembert 30% Fett i. Tr.	1 St. = 30g	1	4
Camembert 50% Fett i. Tr.	1 St. = 30g	2	8
Cannelloni (Zubereitung)	1 P. = 250g	4	2

Lebensmittel	Portionsgröße	Fettaugen pro Portion	Fettaugen pro 100 g
Cashewnüsse, geröstet	1 St. = 3g	■	16
Cervelatwurst Ia und fein	1 Sch. = 20g	2	10
Champagner, trocken	1 Glas = 100g	–	–
Champignonleberwurst	1 P. = 30g	1	5
Champignons, frisch	1 P. = 100g	–	–
Champignons (Konserve)	1 P. = 100g	–	–
Cheddar 50% Fett i. Tr.	1 Sch. = 30g	3	11
Cheeseburger	1 St. = 120g	6	5
Cherry-Brandy	1 Glas = 20ml	–	–
Chester 50% Fett i. Tr.	1 Sch. = 30g	3	11
Chicoree, frisch	1 St. = 100g	–	–
Chillisauce	1 EL = 15g	■	3
Chinakohl, frisch	1 P. = 200g	–	–
Clementine, frisch	1 St. = 50g	–	–
Clementinenfilets (Konserve)	1 St. = 5g	–	–
Cocktaildressing (Fertigprod.)	1 EL = 15g	3	21
Cocktailwürstchen (Konserve)	1 St. = 10g	1	7
Cognac	1 Glas = 20ml	–	–
Colagetränk	1 Glas =200ml	–	–
Cordon bleu vom Schwein	1 P. = 150g	6	4
Corned beef, deutsch (Konserve)	1 P. = 25g	1	6
Cornichons (Sauerkonserve)	1 St. = 5g	–	–
Cremedessert aus Pulver	1 P. = 120g	–	–
Creme fraîche	1 B. = 150g	20	13
Cremetorte	1 St. = 120g	4	3
Crêpes	1 St. = 40g	1	3
Croissant aus Blätterteig	1 St. = 45g	4	8
Curaçao	1 Glas = 20ml	–	–
Currybratwurst	1 St. = 90g	7	8
Currygrillsauce	1 EL = 15g	–	–
Currywurst	1 St. = 90g	4	4
Dambo 45% Fett i. Tr.	1 Sch. = 30g	2	8
Dampfnudeln	1 St. = 50g	■	1
Danablu 50% Fett i. Tr.	1 Sch. = 30g	3	10
Datteln, frisch	1 St. = 7g	–	–
Datteln, getrocknet	1 St. = 3g	–	–
Debreziner (Brühwurst)	1 St. = 125g	7	5
Dickmilch 1,5% Fett	1 Glas = 200g	1	■
Dickmilch 3,5% Fett	1 Glas = 200g	2	1
Dickmilch 3,5% Fett mit Fruchtzub.	1 B. = 200g	2	1
Dickmilch mit Mokka 3,5% Fett	1 B. = 200g	2	1
Distelöl (Safloröl)	1 EL = 10g	3	33

Lebensmittel	Portionsgröße	Fettaugen pro Portion	Fettaugen pro 100 g
Donauwellen aus Rührteig	1 St. = 100g	5	5
Doppelbock	1 Glas =250ml	–	–
Dornhai, geräuchert	1 P. = 50g	2	4
Dresdner Stollen	1 St. = 50g	3	7
Edamer 30% Fett i. Tr.	1 Sch. = 30g	1	5
Edamer 45% Fett i. Tr.	1 Sch. = 30g	3	9
Edelkastanien, frisch	1 St. = 25g	–	–
Edelpilzkäse 45% Fett i. Tr.	1 Sch. = 30g	2	8
Ei, ganz	1 St. = 55g	2	4
Eierlikör	1 Glas = 20ml	■	1
Eierpastete	1 Sch. = 30g	2	7
Eierpfannkuchen	1 St. = 50g	3	6
Eigelb	1 St. = 20g	2	10
Eintopf mit Gemüse und Schweinefl.	1 P. = 250g	4	2
Eintopf mit Hühnerfl. und Gemüse	1 P. = 250g	4	2
Eisbein mit Sauerkraut	1 P. = 150g	10	7
Eisbergsalat	1 P. = 75g	–	–
Eiscreme	1 Ku. = 35g	■	1
Eiskonfekt	1 St. = 15g	1	9
Eis mit Sahne	1 P. = 90g	3	3
Eiweiß	1 St. = 35g	–	–
Elisenlebkuchen	1 St. = 50g	2	4
Emmentaler 45% Fett i. Tr.	1 Sch. = 30g	3	10
Endivien (Escariol)	1 P. = 75g	–	–
Energieriegel mit Haselnußcreme	1 St. = 25g	2	9
Ente, gebraten	1 P. = 150g	14	10
Erbsen, geschält, tiefgefroren	1 P. = 200g	–	–
Erbsen, grün, frisch	1 P. = 200g	–	–
Erbsen, grün, getrocknet	1 P. = 75g	–	–
Erbsengemüse	1 P. = 150g	3	2
Erdbeeren, frisch	1 St. = 10g	–	–
Erdbeeren (Konserve)	1 St. = 10g	–	–
Erdbeermarmelade	1 TL = 10g	–	–
Erdbeer-Sahne-Torte (Biskuit)	1 St. = 120g	4	3
Erdnüsse, dragiert	1 St. = 5g	1	13
Erdnüsse, geröstet	1 St. = 5g	1	16
Erdnüsse, gesalzen	1 St. = 5g	1	16
Erdnußflips	1 T. = 25g	3	11
Erdnußmus	1 TL = 10g	2	17
Esrom 45% Fett i. Tr.	1 Sch. = 30g	2	8
Feige, frisch	1 St. = 70g	–	–
Feige, getrocknet	1 St. = 20g	–	–

Lebensmittel	Portionsgröße	Fettaugen pro Portion	Fettaugen pro 100 g
Feldsalat, frisch	1 P. = 75g	–	–
Fenchel, frisch	1 St. = 100g	–	–
Fischfilet, gebacken	1 St. = 150g	2	1
Fischfrikadelle	1 St. = 70g	3	4
Fischfrikassee	1 P. = 150g	2	1
Fisch in Kräutersauce	1 P. = 150g	2	1
Fischstäbchen, gebacken	1 St. = 30g	2	5
Fleischbrühe (Würfel)	1 St. = 15g	■	1
Fleischkäse	1 Sch. = 30g	3	10
Fleischsuppe, klar (Würfel)	1 St. = 10g	■	1
Fleischwurst/Stadtwurst	1 St. = 150g	13	8
Forelle, geräuchert	1 St. = 250g	4	1
Frankfurter Kranz	1 St. = 55g	4	7
Frankfurter Rindswurst	1 St. = 90g	8	9
Frankfurter Würstchen	1 St. = 70g	5	7
Frischkäse 50% Fett i. Tr.	1 P. = 30g	2	8
Frischkäse 60% Fett i. Tr.	1 P. = 30g	3	10
Frischkäse mit Kräutern 60% Fett i. Tr.	1 P. = 30g	3	10
Früchtebrot aus Rührteig	1 St. = 40g	1	2
Fruchteis	1 Ku. = 35g	–	–
Früchtekuchen	1 St. = 50g	1	2
Fruchtsaftgetränk	1 Glas =200ml	–	–
Fruchtsaftgetränk aus Beerenobst	1 Glas =200ml	–	–
Fruchtsaftgetränk aus Kernobst	1 Glas =200ml	–	–
Fruchtsaftgetränk aus Steinobst	1 Glas =200ml	–	–
Fruchtsaftgetränk aus Trauben	1 Glas =200ml	–	–
Fruchtsaftgetränk aus Zitrusfrüchten	1 Glas =200ml	–	–
Frühlingsrolle	1 St. = 75g	3	4
Frühstücksfleisch (Konserve)	1 P. = 30g	1	4
Gänsefett/-schmalz	1 TL = 10g	3	33
Gänseleber in Aspik	1 P. = 30g	■	1
Gänseleberpastete	1 Sch. = 30g	1	4
Garnelen, frisch	1 St. = 30g	–	–
Gartenkürbis (Konserve)	1 P. = 125g	–	–
Geflügelmortadella	1 Sch. = 30g	2	6
Geheimratskäse 45% Fett i. Tr.	1 Sch. = 30g	2	8
Gelatine	1 Blatt = 2g	–	–
Gelbwurst	1 Sch. = 30g	3	11
Geleefrüchte	1 St. = 10g	–	–
Gemüsepichelsteiner	1 P. = 250g	3	1
Gemüsezwiebel, frisch	1 St. = 200g	–	–
Genever	1 Glas = 20ml	–	–

Lebensmittel	Portions-größe	Fettaugen pro Portion	Fettaugen pro 100 g
Germknödel	1 St. = 75g	4	6
Gerstenflocken	1 EL = 10g	■	1
Gerstengraupen	1 EL = 10g	–	–
Gerstengrütze	1 EL = 10g	■	1
Gerstenschrot	1 EL = 20g	■	1
Getreidesprossen, frisch	1 P. = 50g	–	–
Gewürzgurken	1 St. = 50g	–	–
Gin	1 Glas = 20ml	–	–
Glühwein	1 Glas =200ml	–	–
Gorgonzola 30% Fett i. Tr.	1 St. = 30g	3	10
Götterspeise	1 P. = 150g	2	1
Göttinger Schinkenwurst	1 Sch. = 20g	1	7
Gouda 45% Fett i. Tr.	1 Sch. = 30g	3	10
Granatapfel, frisch	1 St. = 150g	–	–
Grand Marnier	1 Glas = 20ml	–	–
Grapefruit, frisch	1 St. = 300g	–	–
Grapefruitsaft	1 Glas =200ml	–	–
Greyerzer 45% Fett i. Tr.	1 Sch. = 30g	3	11
Grießbrei	1 P. = 150g	1	1
Grießpudding	1 P. = 150g	2	1
Grillsauce, mexikanisch	1 EL = 15g	–	–
Grünkernmehl	1 EL = 20g	–	–
Grünkernschrot	1 EL = 20g	■	1
Grünkernvollkornmehl	1 EL = 20g	■	1
Grünkohl, frisch	1 P. = 200g	–	–
Grünkohlgemüse	1 P. = 150g	2	1
Guarmehl	1 EL = 10g	–	–
Guave, frisch	1 St. = 200g	–	–
Gulasch, Szegediner	1 P. = 150g	3	2
Gulasch, ungarisch	1 P. = 160g	4	3
Gulaschsuppe (Konserve)	1 P. = 150g	3	2
Gummibonbons	1 St. = 2g	–	–
Gurke, frisch	1 St. = 100g	–	–
Gurkengemüse	1 P. = 150g	2	1
Hackbraten	1 P. = 150g	5	3
Hackfleisch halb u. halb	1 P. = 125g	10	8
Hacksteak	1 St. = 120g	5	4
Hafer, Korn	1 EL = 20g	■	2
Haferbrei	1 P. = 180g	2	1
Haferflocken	1 EL = 10g	■	2
Haferflockenbrei	1 P. = 180g	2	1
Hafergrütze	1 EL = 10g	■	2

Lebensmittel	Portions-größe	Fettaugen pro Portion	Fettaugen pro 100 g
Haferschrot	1 EL = 20g	■	2
Hähnchen, gegrillt	1 P. = 150g	9	6
Hamburger	1 St. = 120g	5	4
Hartkaramelle	1 St. = 7g	–	–
Haselnüsse, frisch	1 EL = 15g	3	20
Hausmacher Leberwurst (Konserve)	1 P. = 30g	4	14
Havarti 45% Fett i. Tr.	1 Sch. = 30g	2	8
Haxe	1 St. = 450g	8	2
Hefe	1 St. = 40g	–	–
Hefeflocken	1 TL = 5g	■	2
Hefeklöße aus dem Backofen	1 St. = 75g	3	4
Hefeteig	1 P. = 100g	2	2
Hefezopf	1 St. = 70g	2	3
Heidelbeeren, frisch	1 EL = 15g	–	–
Heidelbeeren (Konserve)	1 EL = 15g	–	–
Heidelbeermarmelade	1 TL = 10g	–	–
Heidesand aus Rührteig	1 St. = 6g	■	8
Heilbutt, gebraten	1 St. = 150g	3	2
Heilbutt, schwarz, geräuchert	1 St. = 150g	9	6
Hering, geräuchert	1 P. = 50g	3	7
Heringsfilet in Dillsauce	1 St. = 100g	4	4
Heringsfilet in Senfcreme	1 St. = 100g	4	4
Heringsfilet in Tomatensauce	1 St. = 100g	4	4
Heringsfilet Matjesart	1 St. = 80g	4	5
Herzwurst	1 Sch. = 30g	2	6
Himbeeren, frisch	1 St. = 7g	–	–
Himbeeren (Konserve)	1 St. = 7g	–	–
Himbeermarmelade	1 TL = 10g	–	–
Hirschsalami	1 Sch. = 20g	2	10
Hirse, Korn	1 EL = 20g	■	1
Hirseflocken	1 EL = 10g	■	1
Hirsemehl	1 EL = 10g	■	1
Holunderbeeren, frisch	1 EL = 15g	–	–
Honig	1 TL = 10g	–	–
Honigkuchen	1 St. = 70g	1	1
Hühnerbrust	1 P. = 125g	4	4
Hühnerfrikassee	1 P. = 125g	3	3
Hühnersuppe, klar, Instant	1 P. = 3g	■	1
Hummer, gegart	1 St. = 450g	3	■
Jagdwurst (Süd-/ und Norddeutsche)	1 Sch. = 30g	1	5
Jägerschnitzel	1 P. = 150g	5	3
Jarlsberg 45% Fett i. Tr.	1 Sch. = 30g	2	9

Lebensmittel	Portionsgröße	Fettaugen pro Portion	Fettaugen pro 100 g
Joghurt 0,3% Fett, mit Früchten	1 B. = 150g	■	■
Joghurt 1,5% Fett	1 B. = 150g	1	■
Joghurt 1,5% Fett, mit Müsli	1 B. = 150g	2	1
Joghurt 3,5% Fett	1 B. = 150g	2	1
Joghurt 3,5% Fett, mit Früchten	1 B. = 150g	1	1
Johannisbeeren, rot, frisch	1 EL = 15g	–	–
Johannisbeeren, schwarz, frisch	1 EL = 15g	–	–
Johannisbeernektar, rot	1 Glas =200ml	–	–
Johannisbeernektar, schwarz	1 Glas =200ml	–	–
Johannisbeersaft, rot	1 Glas =200ml	–	–
Johannisbeersaft, schwarz	1 Glas =200ml	–	–
Johannisbeermarmelade, rot	1 TL = 10g	–	–
Johannisbeermarmelade, schwarz	1 TL = 10g	–	–
Kabeljau, geräuchert	1 St. = 150g	–	–
Kabeljaufilet, gebacken	1 P. = 150g	4	2
Kaffee mit Milch und Zucker	1 T. = 150g	–	–
Kaffeesahne 10% Fett	1 TL = 5g	■	4
Kaiserschmarrn	1 P. = 180g	7	4
Kakaogetränk	1 T. = 120g	1	1
Kakaopulver, Instant	1 TL = 10g	■	1
Kaki, frisch	1 St. = 200g	–	–
Kalb, Bratenfleisch, frisch	1 P. = 125g	3	2
Kalb, Brust, frisch	1 P. = 125g	3	2
Kalb, Filet, frisch	1 P. = 125g	1	1
Kalb, Gulaschfleisch, mittelf., frisch	1 P. = 125g	2	2
Kalb, Hackfleisch, frisch	1 P. = 125g	2	1
Kalb, Haxe, frisch	1 P. = 125g	2	1
Kalb, Keule, mager, frisch	1 P. = 125g	2	1
Kalb, Keule, mittelfett, frisch	1 P. = 125g	3	2
Kalb, Kochfleisch, frisch	1 P. = 125g	3	2
Kalb, Kotelett, frisch	1 P. = 125g	3	2
Kalb, Nacken, mager, frisch	1 P. = 125g	2	1
Kalb, Nacken, mittelfett, frisch	1 P. = 125g	2	2
Kalb, Rouladenfl., mager, frisch	1 P. = 125g	2	1
Kalb, Rouladenfl., mittelfett, frisch	1 P. = 125g	2	2
Kalb, Schnitzel, mager, frisch	1 P. = 125g	2	1
Kalb, Schnitzel, mittelfett, frisch	1 P. = 125g	3	2
Kalb, Schulter, frisch	1 P. = 125g	3	2
Kalbfleischwurst	1 St. = 90g	6	7
Kalbschnitzel natur (Zubereitung)	1 P. = 150g	11	7
Kalbsfrikassee	1 P. = 150g	3	2
Kalbsgeschnetzeltes	1 P. = 150g	5	3

Lebensmittel	Portionsgröße	Fettaugen pro Portion	Fettaugen pro 100 g
Kalbsleberwurst	1 P. = 30g	4	14
Kalbsrouladen/-rollbraten	1 P. = 150g	5	3
Kalte Ente (Bowle)	1 Glas =200ml	–	–
Karamelpudding	1 P. = 180g	3	1
Karpfen blau	1 P. = 150g	4	3
Kartoffelauflauf	1 P. = 250g	7	3
Kartoffelbrei	1 P. = 150g	1	1
Kartoffelchips	1 T. = 25g	3	12
Kartoffelklöße halb u. halb	1 St. = 100g	–	–
Kartoffelklöße von gek. Kartoffeln	1 St. = 100g	1	1
Kartoffelkroketten	1 P. = 150g	7	5
Kartoffeln, geschält	1 St. = 50g	–	–
Kartoffelpüree (Trockenprodukt)	1 P. = 40g	–	–
Kartoffelpuffer	1 St. = 100g	4	4
Kartoffelstärke	1 TL = 3g	–	–
Kartoffelsticks	1 T. = 25g	3	11
Käsefondue	1 P. = 150g	10	7
Käsekuchen	1 St. = 100g	5	5
Käse-Sahne-Torte	1 St. = 120g	4	4
Käsetoast mit Schinken	1 St. = 80g	5	7
Käsewindbeutel	1 St. = 120g	11	9
Kassleraufschnitt	1 Sch. = 20g	1	6
Kassler Rippenspeer mit Kraut	1 P. = 150g	3	2
Katenrauchwurst	1 Sch. = 20g	1	6
Kaugummi	1 St. = 5g	–	–
Kaviar, echt	1 TL = 5g	■	5
Kaviarersatz	1 TL = 5g	■	2
Kefir, 1,5% Fett	1 Glas = 200g	1	■
Kefir, 3,5% Fett	1 Glas = 200g	2	1
Kichererbsen, frisch	1 P. = 150g	2	1
Kidneybohnen (Konserve)	1 P. = 200g	–	–
Kirschen, frisch	1 St. = 5g	–	–
Kirschmarmelade	1 TL = 10g	–	–
Kirschsaft	1 Glas =200ml	–	–
Kirschstrudel	1 St. = 75g	1	2
Kirschwasser	1 Glas = 20ml	–	–
Kiwi, frisch	1 St. = 80g	–	–
Knabbergebäck	1 T. = 25g	■	■
Knäckebrot	1 Sch. = 10g	■	1
Knackwurst/Dicke/Rote/Servela	1 St. = 90g	8	9
Knoblauchgrillsauce	1 EL = 15g	–	–
Knoblauchzehe, frisch	1 St. = 5g	–	–

Lebensmittel	Portionsgröße	Fettaugen pro Portion	Fettaugen pro 100 g
Kochbanane, frisch	1 St. = 100g	–	–
Kochkäse 10% Fett i. Tr.	1 EL = 20g	■	1
Kochkäse 30% Fett i. Tr.	1 EL = 20g	1	4
Kochsalami	1 St. = 90g	7	8
Kohlrabi, frisch	1 St. = 100g	–	–
Kohlrabi, gedünstet	1 P. = 150g	1	1
Kohlroulade m. Hackfleischfüllung	1 St. = 160g	1	1
Kokosfett	1 TL = 5g	1	33
Kokosmilch	1 EL = 10g	–	–
Kokosnuß, frisch	1 P. = 50g	6	12
Kokosraspeln	1 EL = 15g	2	12
Kondensmilch 4% Fett	1 TL = 5g	■	1
Kondensmilch 7,5 % Fett	1 TL = 5g	■	2
Kondensmilch 10% Fett	1 TL = 5g	■	3
Königsberger Klopse	1 St. = 60g	1	1
Kopfsalat, frisch	1 St. = 200g	–	–
Krabben, frisch	1 EL = 20g	–	–
Kräcker	1 St. = 3g	■	1
Krakauer	1 St. = 70g	3	5
Kräuterleberwurst	1 P. = 30g	4	13
Krustentiere, frisch	1 St. = 30g	–	–
Kresse (Gartenkresse)	1 P. = 25g	–	–
Krokant	1 TL = 10g	■	3
Kümmelkäse 45% Fett i. Tr.	1 Sch. = 30g	2	7
Kümmelstange	1 St. = 70g	4	5
Kümmelwurst	1 P. = 30g	4	13
Kumquats, frisch	1 St. = 25g	–	–
Kürbis, frisch	1 EL = 20g	–	–
Kürbiskerne	1 P. = 25g	4	16
Labskaus	1 P. = 250g	6	2
Lachs, gebraten	1 P. = 120g	7	6
Lachs, gekocht	1 P. = 120g	4	4
Lakritze	1 St. = 4g	–	–
Lammbraten	1 P. = 150g	7	4
Lammkotelett	1 St. = 60g	7	11
Landjäger	1 St. = 90g	8	9
Languste, frisch	1 St. = 100g	–	–
Lasagne (Zubereitung)	1 P. = 250g	7	3
Lauchgemüse (Zubereitung)	1 P. = 150g	2	1
Laugengebäck	1 St. = 50g	■	■
Leberkäse	1 Sch. = 80g	7	9
Leberknödel (Suppeneinlage)	1 St. = 50g	■	1

Lebensmittel	Portions-größe	Fettaugen pro Portion	Fettaugen pro 100 g
Leberpastete	1 Sch. = 30g	3	11
Leberpreßsack, einfach	1 P. = 30g	2	8
Leinsamen	1 TL = 10g	1	10
Limabohnen, frisch	1 P. = 150g	–	–
Limburger 20% Fett i. Tr.	1 Sch. = 30g	1	3
Limburger 40% Fett i. Tr.	1 Sch. = 30g	2	6
Limette, frisch	1 St. = 60g	–	–
Limonade	1 Glas =200ml	–	–
Linsen, gekeimt, frisch	1 P. = 50g	–	–
Linsen, reif, frisch	1 P. = 150g	–	–
Linseneintopf mit Speck u. Kartoffeln	1 P. = 250g	3	1
Litschis, frisch	1 St. = 20g	–	–
Litschis (Konserve)	1 St. = 20g	–	–
Löffelbiskuits	1 St. = 5g	■	2
Luzernensprossen, frisch	1 P. = 30g	–	–
Lyoner, fettarm	1 P. = 20g	1	7
Madairawein	1 Glas = 50ml	–	–
Maisgrieß	1 EL = 20g	–	–
Maiskeimöl	1 EL = 10g	3	33
Mais (Konserve)	1 EL = 20g	■	1
Maismehl	1 EL = 10g	–	1
Makkaroni in Tomatensauce	1 P. = 250g	2	1
Makrele, geräuchert	1 P. = 50g	3	6
Makrele in Öl (Konserve)	1 P. = 50g	5	9
Makronen	1 St. = 12g	■	5
Makronentorte	1 St. = 120g	8	6
Malzbier	1 Glas =250ml	–	–
Mandarine, frisch	1 St. = 50g	–	–
Mandarinenfilets (Konserve)	1 St. = 5g	–	–
Mandel, süß	1 St. = 5g	1	18
Mandellikör	1 Glas = 20ml	–	–
Mandeltorte	1 St. = 120g	12	10
Mango, frisch	1 St. = 180g	–	–
Mangold, frisch	1 P. = 200g	–	–
Maniok (Cassava)	1 TL = 3g	–	–
Maraschino	1 Glas = 20ml	–	–
Margarine	1 EL = 10g	2	24
Margarine, halbfett	1 EL = 10g	1	13
Markklößchen (Konserve)	1 P. = 25g	2	9
Marmorkuchen	1 St. = 70g	5	7
Marshmallows	1 St. = 7g	–	–
Marzipan	1 St. = 6g	■	6

Lebensmittel	Portionsgröße	Fettaugen pro Portion	Fettaugen pro 100 g
Marzipanplundergebäck	1 St. = 100g	7	7
Marzipanstollen	1 St. = 70g	4	6
Maultaschen	1 St. = 100g	4	4
Mayonnaise 80% Fett	1 TL = 15g	4	27
Meerrettich, frisch	1 TL = 8g	–	–
Meerrettich (Konserve)	1 TL = 8g	–	–
Mettwurst, grob	1 P. = 30g	2	7
Mehrkornbrot	1 Sch. = 50g	■	1
Miesmuscheln, gegart	1 St. = 25g	–	–
Milch 0,3% Fett	1 Glas =200ml	■	■
Milch 1,5% Fett	1 Glas =200ml	1	■
Milch 3,5% Fett	1 Glas =200ml	2	1
Milchreis mit Zucker u. Zimt	1 P. = 150g	3	2
Milchschokolade	1 St. = 5g	■	10
Mirabellen, frisch	1 St. = 7g	–	–
Mirabellenkompott	1 P. = 150g	–	–
Mirabellen (Konserve)	1 St. = 7g	–	–
Mirabellenmarmelade	1 TL = 10g	–	–
Mohn, frisch	1 EL = 10g	1	14
Mohnstollen aus Hefeteig	1 St. = 50g	2	5
Möhre, frisch	1 St. = 45g	–	–
Möhren-Nuß-Torte	1 St. = 120g	4	3
Möhrensaft	1 Glas =200ml	–	–
Mokka-Sahne-Torte aus Biskuitmasse	1 St. = 120g	8	7
Molke	1 Glas =200ml	–	–
Molke mit Fruchtzubereitung	1 B. =500ml	–	–
Morcheln, frisch	1 T. = 50g	–	–
Mortadella, fettarm	1 Sch. = 30g	2	8
Mozarella	1 P. = 30g	2	7
Mungobohnensprossen, frisch	1 P. = 50g	–	–
Münsterkäse 30% Fett i. Tr.	1 Sch. = 30g	1	4
Mürbeteig	1 P. = 100g	7	7
Mürbeteigkuchen	1 St. = 50g	4	7
Müsli (Vollkorn), m. Tr.-Obst u. Nüssen	1 EL = 20g	1	6
Müslikekse (Vollkorn)	1 St. = 5g	■	6
Nasi Goreng	1 P. = 250g	8	3
Nektarinen, frisch	1 St. = 115g	–	–
Nougatrohmasse	1 TL = 10g	1	10
Nudeln (roh)	1 P. = 80g	–	–
Nußecken aus Mürbeteig	1 St. = 100g	9	9
Nußkuchen aus Rührteig	1 St. = 50g	5	10
Nuß-Nougat-Creme, süß	1 TL = 10g	■	6

Lebensmittel	Portions-größe	Fettaugen pro Portion	Fettaugen pro 100 g
Obstkuchen aus Quark-Öl-Teig	1 St. = 100g	5	5
Obsttörtchen aus Mürbeteig	1 St. = 130g	3	2
Ochsenschwanzsuppe, geb. (Kons.)	1 P. = 150g	2	1
Okraschoten, frisch	1 P. = 200g	–	–
Öl	1 EL = 10g	3	33
Oliven	1 St. = 3g	■	4
Olivenöl	1 EL = 10g	3	33
Omelett	1 St. = 50g	3	6
Omelett mit Champignons	1 P. = 120g	6	5
Orange, frisch	1 St. = 160g	–	–
Orangeat	1 TL = 7g	–	–
Orangenmarmelade	1 EL = 20g	–	–
Orangensaft	1 Glas =200ml	–	–
Ovomaltine	1 TL = 10g	–	–
Paella	1 P. = 250g	6	2
Palmenherzen, frisch	1 P. = 200g	–	–
Papaya, frisch	1 St. = 150g	–	–
Paprikagemüse (Zub.)	1 P. = 150g	1	1
Paprikaschote, gefüllt m. Hackfl.	1 St. = 160g	1	1
Paprikaschoten, frisch	1 St. = 150g	–	–
Paranüsse	1 St. = 5g	1	12
Parmesan 40% Fett i. Tr.	1 TL = 10g	1	9
Passionsfrucht, frisch	1 St. = 100g	–	–
Pecannüsse, geröstet	1 EL = 20g	5	24
Pellkartoffeln	1 P. = 150g	–	–
Perlzwiebeln (Konserve)	1 St. = 2g	–	–
Pfälzer Saumagen	1 P. = 125g	6	5
Pfefferkuchen	1 St. = 10g	■	1
Pfeffernüsse	1 St. = 6g	■	1
Pfefferschoten, frisch	1 St. = 30g	–	–
Pfifferlinge (Konserve)	1 T. = 50g	–	–
Pfirsich, frisch	1 St. = 115g	–	–
Pfirsich (Konserve)	1 St. = 60g	–	–
Pfirsichmarmelade	1 TL = 10g	–	–
Pfirsich Melba	1 P. = 75g	1	2
Pflastersteine	1 St. = 12g	■	2
Pflaumen, frisch	1 St. = 25g	–	–
Pflaumen, getrocknet	1 St. = 7g	–	–
Pflaumen (Konserve)	1 St. = 25g	–	–
Pichelsteiner (Konserve)	1 P. = 125g	2	1
Pickles, milchsauer	1 P. = 50g	–	–
Pinienkerne, frisch	1 TL = 15	3	17

Lebensmittel	Portionsgröße	Fettaugen pro Portion	Fettaugen pro 100 g
Pistazien, geröstet	1 TL = 10g	2	18
Pizza m. Tomaten, Käse u. Salami	1 P. = 200g	4	2
Plockwurst, einfach	1 Sch. = 20g	3	16
Polenta (gebackener Maisbrei)	1 P. = 150g	7	4
Pommes frites	1 P. = 150g	7	5
Porree (Lauch), frisch	1 P. = 200g	–	–
Portwein	1 Glas = 15ml	–	–
Pralinen	1 St. = 5g	■	2
Preiselbeeren, frisch	1 EL = 15g	–	–
Preiselbeeren (Konserve)	1 EL = 15g	–	–
Preiselbeerkompott	1 P. = 150g	–	–
Printen	1 St. = 20g	1	6
Provolone 50% Fett i. Tr.	1 Sch. = 30g	3	10
Puffreis	1 EL = 2g	–	–
Putenschnitzel, gebraten	1 St. = 125g	2	2
Quark 10% Fett i. Tr.	1 EL = 30g	■	■
Quark 20% Fett i. Tr.	1 EL = 30g	■	1
Quark 40% Fett i. Tr.	1 EL = 30g	1	4
Quark-Apfel-Torte	1 St. = 120g	4	3
Quark mit Früchten	1 B. = 175g	3	2
Quarkspeise, süß	1 P. = 150g	4	3
Quarkspeise m. Kräutern/Gewürzen	1 P. = 150g	2	1
Quarkstollen aus Rührteig	1 St. = 70g	3	5
Quarkstrudel	1 St. = 80g	3	4
Quiche lorraine	1 P. = 180g	8	5
Quitte, frisch	1 St. = 120g	–	–
Raclettekäse 50% Fett i. Tr.	1 Sch. = 30g	3	9
Radicchio, frisch	1 St. = 200g	–	–
Radieschen, frisch	1 St. = 10g	–	–
Ragout fin (Konserve)	1 P. = 125g	4	3
Rahmschnitzel	1 P. = 150g	5	3
Rauchfleisch	1 Sch. = 20g	■	2
Ravioli mit Tomatenssauce	1 P. = 250g	4	2
Rehrücken aus Biskuitteig	1 St. = 70g	4	5
Reineclauden, frisch	1 P. = 125g	–	–
Reis, Natur, gegart	1 EL = 10g	–	–
Reis, weiß, gegart	1 EL = 10g	–	–
Reismehl	1 EL = 10g	–	–
Reisstärke	1 EL = 10g	–	–
Rettich, frisch	1 P. = 160g	–	–
Rhabarber, frisch	1 P. = 100g	–	–
Rhabarberkuchen mit Baiser	1 St. = 100g	3	3

Lebensmittel	Portions-größe	Fettaugen pro Portion	Fettaugen pro 100 g
Rheinische Mutzen, ausgebacken	1 St. = 25g	■	1
Ricecrispies	1 EL = 2g	–	–
Ricotta 30% Fett i. Tr.	1 EL = 30g	1	2
Rind, Bratenfl., mager, frisch	1 P. = 125g	2	2
Rind, Bratenfl., mittelfett, frisch	1 P. = 125g	5	4
Rind, Fehlrippe, frisch	1 P. = 125g	7	6
Rind, Filet, mager, frisch	1 P. = 125g	2	2
Rind, Filet, mittelfett, frisch	1 P. = 125g	6	5
Rind, Gulaschfl., mager, frisch	1 P. = 125g	3	2
Rind, Gulaschfl., mittelfett, frisch	1 P. = 125g	5	4
Rind, Hackfleisch, frisch	1 P. = 125g	6	5
Rind, Hesse, mager, frisch	1 P. = 125g	2	2
Rind, Hochrippe, frisch	1 P. = 125g	7	5
Rind, Keule, mager, frisch	1 P. = 125g	2	2
Rind, Keule, mittelfett, frisch	1 P. = 125g	4	3
Rind, Kochfleisch, frisch	1 P. = 150g	1	1
Rind, Kotelett, mager, frisch	1 P. = 125g	2	2
Rind, Kotelett, mittelfett, frisch	1 P. = 125g	6	5
Rind, Nacken, mager, frisch	1 P. = 125g	2	2
Rind, Nacken, mittelfett, frisch	1 P. = 125g	5	4
Rind, Oberschale, frisch	1 P. = 125g	2	1
Rind, Ochsenschwanz, frisch	1 P. = 100g	4	4
Rind, Roastbeef, mager, frisch	1 P. = 150g	3	2
Rind, Roastbeef, mittelfett, frisch	1 P. = 125g	6	5
Rind, Rouladenfl., mager, frisch	1 P. = 125g	2	2
Rind, Rouladenfl., mittelfett, frisch	1 P. = 125g	3	3
Rind, Schulter, mittelfett, frisch	1 P. = 125g	5	4
Rind, Steak, mager, frisch	1 P. = 150g	3	2
Rind, Steak, mittelfett, frisch	1 P. = 125g	6	5
Rind/Schwein, Hackfl., halb u. halb	1 P. = 125g	10	8
Rindergulasch (Konserve)	1 P. = 125g	2	2
Rinderroulade (Zub.)	1 St. = 150g	5	3
Rindersteak mit Kräuterbutter (Zub.)	1 St. = 150g	14	10
Rindertalg	1 TL = 10g	3	32
Rodonkuchen aus Rührteig	1 St. = 70g	3	4
Roggen, Korn	1 EL = 20g	–	–
Roggenmehl Type 1150	1 EL = 20g	–	–
Roggenvollkornmehl	1 EL = 20g	–	–
Rollmöpse	1 St. = 75g	■	1
Romadur 40% Fett i. Tr.	1 St. = 30g	2	7
Romanosalat, frisch	1 P. = 75g	–	–
Rosenkohl, frisch	1 P. = 200g	–	–

Lebensmittel	Portionsgröße	Fettaugen pro Portion	Fettaugen pro 100 g
Rosenkohlgemüse, gedünstet	1 P. = 150g	2	1
Rosinen	1 EL = 20g	–	–
Rostbratwurst	1 St. = 90g	4	4
Rösti	1 St. = 75g	1	2
Rotbarsch, paniert	1 P. = 150g	6	4
Rotbarschfilet in Sauce	1 P. = 150g	4	2
Rote Rüben, frisch	1 St. = 200g	–	–
Rote-Beten, Sauerkonserve	1 P. = 200g	–	–
Rote Grütze	1 P. = 150g	–	–
Rotkappen, frisch	1 T. = 50g	–	–
Rotkohl, frisch	1 P. = 200g	–	–
Rotkohlgemüse	1 P. = 150g	1	1
Rotwein, leicht	1 Glas = 200ml	–	–
Rotwein, mittelschwer	1 Glas = 200ml	–	–
Rotwein, schwer	1 Glas = 200ml	–	–
Rührkuchen	1 St. = 70g	3	5
Rum	1 Glas = 20ml	–	–
Rumkugeln	1 St. = 50g	1	3
Rumpsteak (frisch)	1 P. = 150g	11	7
Russisch Brot	1 St. = 5g	–	–
Sachertorte	1 St. = 120g	4	4
Salami	1 Sch. = 10g	1	10
Salatmayonnaise 50% Fett	1 TL = 15g	1	10
Salzburger Nockerln	1 P. = 180g	6	3
Salzgebäck	1 P. = 50g	3	5
Salzkartoffeln	1 P = 150g	–	–
Salzstangen	1 St. = 2g	–	–
Sanddornbeeren, frisch	1 EL = 15g	■	2
Sanddornsaft	1 Glas = 200ml	2	1
Sandkuchen	1 St. = 70g	5	8
Sardellen, geräuchert	1 St. = 5g	■	1
Sardellen (Konserve)	1 St. = 5g	■	7
Sardellenpaste	1 TL = 10g	■	5
Sardinen, geräuchert	1 St. = 25g	1	3
Sardinen in Öl (Konserve)	1 St. = 25g	2	8
Sauerbraten	1 P. = 150g	5	4
Sauerkirschen, frisch	1 St. = 5g	–	–
Sauerkirschen (Konserve)	1 St. = 5g	–	–
Sauerkirschmarmelade	1 TL = 10g	–	–
Sauerkirschnektar	1 Glas = 200ml	–	–
Sauerkirschsaft	1 Glas = 200ml	–	–
Sauerkraut, frisch	1 P. = 200g	–	–

Lebensmittel	Portionsgröße	Fettaugen pro Portion	Fettaugen pro 100 g
Sauerkraut (Konserve)	1 P. = 200g	–	–
Sauermilchkäse 10% Fett i. Tr.	1 EL = 30g	■	■
Saure Sahne 10% Fett	1 EL = 15g	■	3
Schafskäse	1 P. = 40g	3	7
Schalotten, frisch	1 St. = 30g	–	–
Schaschlik (Zub.)	1 P. = 125g	9	7
Schaschlikgrillsauce	1 EL = 15g	■	1
Scheiblettenkäse	1 Sch. = 30g	2	8
Schellfisch, geräuchert	1 St. = 150g	■	■
Schichtkäse 20% Fett i. Tr.	1 TL = 10g	■	1
Schinken, gekocht	1 Sch. = 25g	1	4
Schinken, geräuchert	1 Sch. = 20g	2	10
Schinkenplockwurst, luftgetrocknet	1 Sch. = 20g	1	5
Schinkenpreßkopf	1 Sch. = 25g	3	12
Schinkenspeck, roh	1 Sch. = 15g	2	12
Schinkenwurst	1 St. = 150g	12	8
Schlachtplatte m. Sauerkraut	1 P. = 180g	6	3
Schlagsahne 30% Fett	1 B. = 200g	21	10
Schlagsahne 40% Fett	1 B. = 200g	27	13
Schmand 20% Fett	1 B. = 150g	10	7
Schmelzkäse 20% Fett i. Tr.	1 St. = 30g	2	8
Schmelzkäse 45% Fett i. Tr.	1 St. = 30g	2	8
Schmelzkäse 60% Fett i. Tr.	1 St. = 30g	3	10
Schmelzkäsezubereitung	1 St. = 30g	2	6
Schmorbraten Schwein mit Sauce	1 P. = 100g	8	8
Schnecken aus Hefeteig	1 St. = 70g	2	3
Schnittlauchquark, mager	1 P. = 40g	■	■
Schokolade, gefüllt mit Joghurt	1 St. = 5g	■	2
Schokoladenglasur	1 P. = 10g	■	4
Schokolade (Trauben-Nuß)	1 St. = 5g	■	4
Schokoladenpudding	1 P. = 150g	2	1
Schokoladenschaum (Mous. a. choco.)	1 P. =150g	5	3
Scholle in Rahmsauce	1 P. = 200g	11	5
Schorle	1 Glas = 200ml	–	–
Schuhsohle, gefüllt	1 St. = 100g	10	10
Schupfnudeln	1 P. = 250g	1	■
Schwartenmagen	1 Sch. = 25g	1	6
Schwarzwälder Kirschtorte	1 St. = 120g	5	4
Schwarz-Weiß-Gebäck	1 St. = 10g	■	6
Schwarzwurzelgemüse	1 P. = 150g	3	2
Schwarzwurzeln, frisch	1 P. = 200g	–	–
Schwein, Bauch, frisch	1 P. = 125g	5	4

Lebensmittel	Portions-größe	Fettaugen pro Portion	Fettaugen pro 100 g
Schwein, Brust, frisch	1 P. = 125g	5	4
Schwein, Eisbein, mittelfett, frisch	1 P. = 125g	5	4
Schwein, Filet, frisch	1 P. = 125g	3	2
Schwein, Gulaschfl., mager, frisch	1 P. = 125g	3	2
Schwein, Hackfleisch, frisch	1 P. = 125g	10	8
Schwein, Kochfleisch, frisch	1 P. = 125g	5	4
Schwein, Kotelett, frisch	1 P. = 125g	6	5
Schwein, Nacken, frisch	1 P. = 125g	5	4
Schwein, Schnitzel, frisch	1 P. = 125g	4	3
Schwein, Steak, mager, frisch	1 P. = 125g	3	2
Schwein, Steak, mittelfett, frisch	1 P. = 125g	6	5
Schweinebauch, gefüllt	1 P. = 150g	5	3
Schweinebraten (Zub.)	1 P. = 100g	2	2
Schweinefilet (Zub.)	1 P. = 125g	11	9
Schweinegulasch (Zub.)	1 P. = 150g	2	1
Schweinerollbraten	1 P. = 150g	4	3
Schweineroulade (Zub.)	1 St. = 150g	5	3
Schweineschmalz/-fett	1 EL = 10g	3	33
Schweineschnitzel, natur (Zub.)	1 P. = 150g	7	5
Schweineschnitzel, paniert (Zub.)	1 P. = 150g	7	5
Schweinespeck	1 Sch. = 15g	3	22
Schweinesteak (Zub.)	1 P. = 150g	10	6
Schweinezungensülze	1 Sch. = 30g	■	1
Schweinsohren (Blätterteig)	1 St. = 50g	5	10
Schwarzwälder Schinken	1 Sch. = 15g	3	20
Seelachsfilet (roh)	1 P. = 150g	2	1
Seezunge, geräuchert	1 St. = 150g	1	1
Sekt	1 Glas = 200ml	–	–
Sellerie, frisch	1 P. = 200g	–	–
Selleriesalat (Konserve)	1 P. = 200g	–	–
Semmelknödel	1 St. = 75g	1	1
Senf	1 TL = 5g	■	1
Senfgurken (Konserve)	1 St. = 50g	–	–
Sesam, geröstet	1 TL = 10g	2	18
Sherry	1 Glas = 50ml	–	–
Shiitakepilze, frisch	1 T. = 50g	–	–
Shiitakepilze, getrocknet	1 T. = 25g	–	–
Softeis	1 P. = 50g	■	1
Sojaöl	1 EL = 10g	3	33
Sojabohnen, frisch	1 P. = 50g	1	2
Sojasauce	1 TL = 5g	■	1
Sojasprossen, frisch	1 P. = 50g	–	–

Lebensmittel	Portions-größe	Fettaugen pro Portion	Fettaugen pro 100 g
Sojasprossen (Konserve)	1 P. = 50g	–	–
Sonnenblumenkerne, frisch	1 EL = 15g	2	16
Sonnenblumenöl	1 EL = 10g	3	33
Spaghetti alla carbonara	1 P. = 250g	15	6
Spaghetti mit Tomatensauce	1 P. = 250g	6	2
Spanferkel	1 P. = 125g	4	3
Spargel, frisch	1 P. = 200g	–	–
Spargelgemüse	1 P. = 150g	3	2
Spätzle (roh)	1 P. = 70g	1	2
Spinat, frisch	1 P. = 200g	–	–
Spitzbuben (Mürbeteig)	1 St. = 20g	1	5
Spitzkohl, frisch	1 P. = 200g	–	–
Springerle	1 St. = 10g	■	1
Spritzgebäck (Mürbeteig)	1 St. = 10g	1	9
Sprotten (Konserve)	1 St. = 30g	3	10
Stachelbeeren, frisch	1 St. = 5g	–	–
Stachelbeeren (Konserve)	1 St. = 5g	–	–
Steinpilze, getrocknet	1 TL = 5g	■	2
Steinpilze (Konserve)	1 T. = 100g	–	–
Steppenkäse 45% Fett i. Tr.	1 Sch. = 30g	2	8
Sternpastete	1 Sch. = 30g	2	7
Streichmettwurst	1 P. = 30g	4	15
Streuselkuchen (Hefeteig)	1 St. = 70g	3	5
Sultaninen	1 EL = 20g	–	–
Sülzkotelett	1 Sch. = 100g	4	4
Suppengrün, frisch	1 P. = 200g	–	–
Tafelspitz, gekocht	1 P. = 125g	1	1
Tatar, frisch	1 P. = 75g	1	1
Teewurst	1 P. = 30g	3	12
Thunfisch in Öl (Konserve)	1 P. = 50g	3	7
Thüringer Rotwurst, fettarm	1 P. = 30g	1	3
Tilsiter 45% Fett i. Tr.	1 Sch. = 30g	3	9
Tilsiter 30% Fett i. Tr.	1 Sch. = 30g	2	6
Tintenfisch, paniert (Zub.)	1 P. = 150g	13	9
Tiroler Schinkenwurst	1 Sch. = 30g	1	3
Toastbrot	1 Sch. = 20g	■	1
Toast Hawai (Zub.)	1 P. = 125g	8	6
Toffees	1 St. = 7g	■	5
Tomaten, frisch	1 St. = 55g	–	–
Tomatenketchup	1 EL = 15g	–	–
Tomatenmark	1 TL = 5g	–	–
Tomaten-Paprika (Konserve)	1 P. = 100g	–	–

Lebensmittel	Portionsgröße	Fettaugen pro Portion	Fettaugen pro 100 g
Tomatensaft	1 Glas =200ml	–	–
Topinambur, frisch	1 St. = 40g	–	–
Trappistenkäse 45% Fett i. Tr.	1 Sch. = 30g	3	9
Trüffelleberwurst	1 P. = 30g	1	5
Trüffelmosaikpastete	1 Sch. = 30g	2	7
Trüffeln, frisch	1 St. = 10g	–	–
Traubensaft	1 Glas =200ml	–	–
Vanilleeis	1 P. = 75g	1	2
Vanilleflammeri	1 P. = 150g	1	■
Vanillekipferl	1 St. = 8g	1	9
Vanillepudding	1 P. = 180g	2	1
Vanillinzucker	1 EL = 10g	–	–
Venusmuscheln, frisch	1 P. = 100g	–	–
Vollkornbrot	1 Sch. = 50g	■	1
Vollkornkekse	1 St. = 5g	■	7
Vollkornpizza	1 P. = 200g	3	1
Vollkornzwieback	1 St. = 10g	■	3
Wacholderschnaps	1 Glas = 20ml	–	–
Wachsbohnen, frisch	1 P. = 200g	–	–
Walnüsse	1 St. = 4g	1	21
Weißkohl, frisch	1 P. = 200g	–	–
Weißkohlgemüse	1 P. = 150g	3	2
Weißlacker 40% Fett i. Tr.	1 Sch. = 30g	2	6
Weißwein, lieblich	1 Glas =200ml	–	–
Weißwein, trocken	1 Glas =200ml	–	–
Weißwurst	1 St. = 60g	5	8
Weinbrand	1 Glas = 20ml	–	–
Weinbrandbohnen	1 St. = 8g	■	2
Weincreme	1 P. = 100g	2	2
Weinkäse 45% Fett i. Tr.	1 St. = 30g	2	7
Weintrauben, frisch	1 St. = 8g	–	–
Weißbrot	1 Sch. = 45g	■	1
Weizen, Korn, geschält	1 EL = 20g	–	–
Weizenbackschrot	1 EL = 20g	■	1
Weizenbier (Weißbier)	1 Glas =250ml	–	–
Weizenflocken	1 EL = 10g	–	–
Weizengrieß	1 EL = 10g	–	–
Weizengrütze	1 EL = 10g	–	–
Weizenkeime	1 EL = 12g	■	3
Weizenkleie	1 EL = 12g	■	2
Weizenmehl Type 405	1 EL = 20g	–	–
Weizenmehl Type 1050	1 EL = 20g	–	–

Lebensmittel	Portions-größe	Fettaugen pro Portion	Fettaugen pro 100 g
Weizenmischbrot	1 Sch. = 45g	■	■
Weizenvollkornmehl	1 EL = 20g	■	1
Wespennester	1 St. = 25g	1	5
Whiskey	1 Glas = 20ml	–	–
Wiener Schnitzel (Zub.)	1 P. = 150g	6	4
Wiener Würstchen (Konserve)	1 St. = 70g	5	8
Windbeutel mit Sahne	1 St. = 100g	6	6
Wirsing, frisch	1 P. = 200g	–	–
Wirsinggemüse	1 P. = 150g	3	2
Worcestersauce	1 TL = 5g	■	1
Wurstsülze	1 Sch. = 15g	1	6
Zander, geräuchert	1 P. = 50g	–	–
Zartbitterschokolade	1 St. = 5g	■	11
Zaziki	1 P. = 75g	■	■
Zigeunergrillsauce	1 EL = 15g	–	–
Zigeunerwurst/Paprikaspeckwurst	1 Sch. = 30g	2	7
Zimtsterne	1 St. = 15g	1	5
Zitronat (Sukkade)	1 TL = 5g	–	–
Zitrone, frisch	1 St. = 80g	–	–
Zitronencreme	1 P. = 100g	2	2
Zitronensaft	1 EL = 10g	–	–
Zitronensorbet (Eis)	1 Ku. = 35g	–	–
Zucchini, frisch	1 St. = 200g	–	–
Zucker	1 TL = 5g	–	–
Zuckerguß	1 TL = 10g	–	–
Zuckerkuchen (Hefeteig)	1 St. = 70g	3	5
Zungenblutwurst	1 Sch. = 25g	3	11
Zungenpreßkopf	1 Sch. = 25g	3	11
Zwetschgen, frisch	1 St. = 25g	–	–
Zwetschgenknödel m. Zucker u. Zimt	1 P. = 150g	2	1
Zwetschgen (Konserve)	1 St. = 25g	–	–
Zwetschgenkuchen (Hefeteig)	1 St. = 100g	1	1
Zwetschgenwasser	1 Glas = 20ml	–	–
Zwieback	1 St. = 10g	■	2
Zwieback, eifrei	1 St. = 10g	■	1
Zwiebelgemüse mit Speck	1 P. = 150g	1	1
Zwiebelketchup	1 EL = 15g	–	–
Zwiebelkuchen	1 St. = 120g	7	6
Zwiebelleberwurst	1 P. = 30g	4	13
Zwiebeln, frisch	1 St. = 50g	–	–
Zwiebeln, getrocknet	1 TL = 5g	–	–
Zwiebelwurst	1 P. = 30g	4	15

Wichtige Informationen für PfundsKur-Teilnehmer in Baden-Württemberg

Fit ohne Fett

SDR 1

SÜDDEUTSCHER RUNDFUNK

Die neue PfundsKur

Start: 1. März
Jeden Montag und Freitag
10 Wochen lang

AOK

Die Gesundheitskasse.

Gemeinsam sind wir stark

Fragen Sie Herrn Prof. Dr. Pudel selbst!

Einladung zur Info-Veranstaltung

In insgesamt 8 Informationsveranstaltungen können Sie den „PfundsKur-Macher" Prof. Dr. Volker Pudel live erleben und zur neuen PfundsKur befragen.

Und das sind die Veranstaltungsorte und Termine:

Mittwoch, 24. 02. 1993	Heidelberg	Kongreßhaus Stadthalle
Donnerstag, 25. 02. 1993	Reutlingen	Friedrich-List-Halle
Freitag, 26. 02. 1993	Ludwigsburg	Forum am Schloßpark, Bürgersaal
Sonntag, 28. 02. 1993	Tauberbischofsheim	Festhalle Vitryallee
Montag, 01. 03. 1993	Aalen	Stadthalle
Mittwoch, 03. 03. 1993	Pforzheim	Stadthalle
Freitag, 05. 03. 1993	Böblingen	Kongreßhalle
Sonntag, 07. 03. 1993	Esslingen-Zell	Zentrum Zell, Festhalle
Beginn: 20 Uhr, Eintritt frei		

Außerdem können sich hier auch noch Interessenten für PfundsKur-Gruppen und PfundsKur-Kochclubs zusammenfinden. Erkundigen Sie sich am AOK-Stand!

AOK-Experten-Telefon zum Ortstarif

Ihre PfundsKur-Expertin für Ernährung und Abnehmen
Dipl. oec. troph. Petra von Szabady
freut sich auf Ihren Anruf nach den SDR-PfundsKur-Sendungen jeden Montag und Freitag

Ihr PfundsKur-Experte für Bewegung und Fitneß
Dipl. Sportlehrer Ulrich Rost
vom Gesundheitszentrum der AOK Ostalb
hat nützliche Tips für Sie parat. Anruf genügt. Jeden Freitag nach der SDR 1-PfundsKur-Sendung.

Die Telefonnummern werden jeweils in den Sendungen bekanntgegeben.

Die PfundsKur-Gruppen und die PfundsKur-Kochclubs

Gemeinsam leichter werden. Gibt es jemanden, der Ihnen dabei helfen kann? Freunde, Bekannte oder auch der Partner sind meistens gute „Verbündete". Machen Sie die PfundsKur doch einfach gemeinsam in einer kleinen Gruppe.

Die AOK hilft Ihnen dabei. Sie beschafft einen geeigneten Raum und die AOK-Ernährungsberaterin betreut die **„Pfundskur-Gruppe"**.

Wer einfach nur Lust hat, die PfundsKur-Rezepte unter Anleitung einer Ernährungsberaterin nachzukochen, der ist im **„PfundsKur-Kochclub"** genau richtig. Auch hier gilt die Devise: Gemeinsam macht's mehr Spaß.

Sprechen Sie doch einfach mit Ihrer AOK. Die Telefonnummern finden Sie auf den nächsten beiden Seiten. Hier erfahren Sie, wann und wo „PfundsKur-Gruppen" und die „PfundsKur-Kochclubs" stattfinden.

ISBN 3 8068 1370 1

Umschlaggestaltung: Peter Udo Pinzer
Titelbild: Dieter Hanitzsch, München
Redaktion: Birgit Wenderoth
Herstellung: Sabine Vogt

Satz: DM-SERVICE, Rodgau 3
Druck: Franz Spiegel Buch GmbH, Ulm

817 2635 4453

Die PfundsKur Info-Telefone

AOK	Ansprechpartnerin	Telefonnummer
Albstadt	Evelyne Schmidt	0 74 31 / 122-144
Baden-Baden-Bühl	Renate Rother	0 72 21 / 2111-23
Bad Urach-Münsingen	Elke Haubold	0 71 25 / 1502-85
Balingen	Elke Weber	0 74 33 / 262-168
Biberach	Kornelia Brühl	0 73 51 / 40-190
Bodenseekreis	Petra Laux-Schumpp	0 75 41/ 7004-81
Kreis Böblingen	Christel Abele	0 70 31 / 617-409
Bruchsal	Maria Baur	0 72 51 / 707-196
Calw	Barbara Mecke	0 70 51 / 1686-145/-146
Emmendingen	Anke Blattmann	0 76 41 / 5802-56
Enzkreis und Stadt Pforzheim	Antje Taube	0 72 31 / 381-230
Esslingen	Jutta Feußner	07 11 / 3102-309
Freiburg im Breisgau	Regine Gellermann	07 61 / 2103-309
Freudenstadt	Beate Kalmbach	0 74 41 / 535-130
Göppingen	Gabriele Schneider	0 71 61 / 203-254
Heidelberg	Iris Pfeil	0 62 21 / 529-368
Heidenheim	Susanne Veit	0 73 21 / 314-92
Heilbronn	Cornelia Frost	0 71 31 / 639-284
Hohenlohekreis	Hilke Goldberg	0 79 40 / 122-135
Karlsruhe	Susanne Lux	07 21 / 3711-353/-269
Konstanz	Corinna Hörenberg	0 75 31 / 283-257
Lahr-Wolfach	Annette Wenke	0 78 21 / 2782-76
Lörrach	Martina Radecke	0 76 21 / 419-245
Ludwigsburg-Bietigheim	Tanja Trefz	0 71 41 / 136-307
Main-Tauber-Kreis	Gabi Weidner	0 93 41 / 801-75
Mannheim	Sabine Berndt	06 21 / 176-296
Mosbach	Andrea Münch	0 62 61 / 802-106
Nürtingen-Kirchh./Teck	Steffi Oellers	0 70 21 / 571-280
Ortenau	Anna-Maria Gittler	07 81 / 623-138
Ostalb	Lucja Huber	0 73 61 / 584-181
Rastatt	Sabine Himmelstein	0 72 22 / 769-174
Ravensburg	Silvia Spang	07 51 / 371-263
Rems-Murr-Kreis	Heike Hauser	0 71 51 / 139-294
Reutlingen	Karin Kuhn-Schmidgall	0 71 21 / 209-219
Kreis Rottweil	Simone Albrecht	0 74 22 / 271-206
Schwäbisch Gmünd	Maria Hartmann	0 71 71 / 601-182
Schwäbisch Hall	Elvira Föll	07 91 / 757-113
Schwarzwald-Baar-Kreis	Monika Kelm	0 77 21 / 805-337
Sigmaringen	Sybille Böhnke	0 75 71 / 105-107
Stuttgart	Heidrun Steinebronn	07 11 / 2069-595
Tuttlingen	Katharina Just	0 74 61 / 704-103
Tübingen	Eva-Maria Krech	0 70 71 / 14-287
Ulm	Regine Schiller	07 31 / 168-338
Wangen	Susanne Mitsch	0 75 22 / 705-52
Waldshut	Katharina Arnold	0 77 61 / 70 01

Sendetermine

PfundsKur

Vom 1. März bis 7. Mai 1993, jeweils montags und freitags, informiert SDR 1 über die PfundsKur zu folgenden Sendezeiten:

7.15 Uhr in der Sendung »Gut aufgelegt«
10.45 Uhr in der Sendung »Radiomarkt«
18.30 Uhr in der Sendung »Zeit für Musik«

Frequenzen: SDR 1

UKW-Sender	**MHz**
Stuttgart-Degerloch I	94,7
Heidelberg-Königstuhl I	97,8
Waldenburg I	98,8
Aalen I	95,1
Mittelwellen-Sender	**576 kHz**
	711 kHz
Kurzwellen-Sender 49,75 Meter	**6030 kHz**

SDR Süddeutscher Rundfunk

Redaktion SDR 1
Postfach 10 60 40, 7000 Stuttgart 10
Telefon (07 11) 929-24 87 / 97